DES

INHUMATIONS

PRÉCIPITÉES.

IMP. DE DEJUSSIEU, A MACON.

DES

INHUMATIONS

PRÉCIPITÉES ;

PAR LÉONCE LENORMAND.

To be, or not to be. (*Hamlet.*)
SHAKSPEARE.

In morte vita.
NOV. TESTAM.

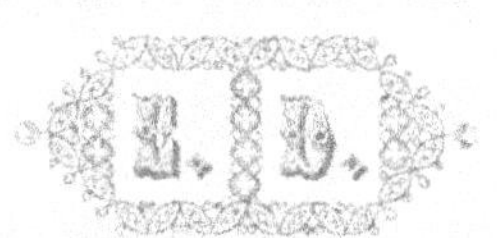

A MACON,
CHEZ E. DEVILLE, ÉDITEUR, RUE SIGORNE, N.° 7.
A PARIS, CHEZ DOLIN, QUAI DES GRANDS AUGUSTINS, 17.
A LYON, CHEZ SAVY, QUAI DES CÉLESTINS.
A CLUNY, CHEZ M.lle DAUJEAN, LIBRAIRE.

1843.

A Monsieur F. Bouchard, docteur en médecine.

Mon ami,

Je vous adresse cet opuscule avec confiance; et, d'avance, je suis persuadé que, malgré ses nombreuses imperfections, vous sourirez néanmoins à mon intention et à mes efforts. Au reste, je n'ai pas besoin de chercher ici à vous en faire l'apologie; car vous n'êtes point seulement un médecin savant et dévoué, vous êtes encore un poète à l'ame ardente, aux inspirations généreuses, et par conséquent toujours disposé à adopter avec enthousiasme une pensée conçue dans l'intérêt de l'humanité.

Je m'estimerai doublement heureux de votre suffrage, si je le dois en même temps et à votre approbation et à votre amitié.

Léonce Lenormand.

Mâcon, ce 30 *mars* 1843.

AVANT-PROPOS.

Souvent on a dit que la connaissance des doctrines philosophiques en faveur dans un siècle pouvait donner une juste mesure de ses tendances générales. Aucune époque, mieux que la nòtre, ne démontre la vérité de cette proposition. Mais, comme cette assertion pourrait paraître hasardée, elle nécessite une démonstration préalable.

Lorsque le bon sens public eut fait justice du spiritualisme nuageux et obscur, et du matérialisme aussi ténébreux que désespérant des XVII.[e] et XVIII.[e] siècles, on sentit que le vide laissé par ces deux doctrines extrêmes devait être bientôt comblé. Ce fut alors que surgit et que fut proclamé le panthéisme, malgré les oppositions de quelques esprits véritablement éclairés, qui comprenaient d'avance que ce système bâtard et boursouflé ne devait être considéré que comme une position transitoire, que comme une sorte d'anarchie philosophique, peut-être nécessaire, avant d'arriver à de plus saines doctrines.

Que de choses élevées sur le pavois au milieu des acclamations et de l'enthousiasme général, qui, mises au grand jour, se montrent alors ce qu'elles sont réellement, c'est-à-dire, déception et nullité! Tel est devenu déjà le sort du panthéisme, quoique ses partisans refusent encore d'en convenir. Séduisant et conciliateur au premier abord, se posant comme une sorte d'éclectisme philosophique, ce système avait su rallier autour de lui presque toutes les opinions divergentes, et, peu à peu, il avait grandi en se gonflant de ses propres triomphes. Mais il poétisait, il divinisait trop de choses pour que quelques hommes n'aient pas dû sentir, au moins instinctivement, que ces bases, si larges en apparence, sur lesquelles il prétendait reposer, ne s'appuyaient, en effet, que sur le néant. De ce moment, une sourde réaction commença à se manifester; bientôt elle s'étendit de proche en proche; et, comme depuis long-temps l'humanité semble prendre à tâche d'étouffer le germe de toutes les croyances qui offrent à la vie un but noble et consolant, les esprits sont tombés dans un fatal découragement, qu'en vain leur orgueil a voulu nier, et qui a engendré un nouveau matérialisme. Celui-ci, plus dangereux mille fois que le précédent, a su se creuser dans les cœurs un sillon d'autant plus profond que son nom n'est plus prononcé, et qu'il cache ses avilissantes doctrines sous la domination éblouissante du système qu'il a détrôné.

Ces phases, parcourues par la philosophie, l'ont été de même par la politique, l'industrie, les arts et la morale, ainsi que l'examen attentif des diverses parties de notre histoire peut le démontrer; ou, en d'autres termes, l'industrialisme moderne doit être considéré comme un digne pendant de ce qu'on peut envisager comme la nouvelle forme du panthéisme philosophique.

Cet industrialisme, qui nous enveloppe aujourd'hui de toutes parts, a certainement produit d'immenses désastres au sein de notre société. Il a substitué, en politique, à l'enthousiasme, la tiédeur ; en morale, à la charité, l'égoïsme ; dans la famille, à l'amour, l'indifférence ; dans les arts, à l'étude consciencieuse, la vanité et l'intérêt. Toutefois, au milieu de ces malheurs qu'il a engendrés, du moins il a eu cela de bon, qu'en toutes choses, aujourd'hui, chacun cherche d'abord à se placer à un point de vue d'utilité pratique, et c'est là un point de vue qui offre un puissant attrait aux hommes positifs.

Après avoir constaté cet état de choses, auquel nous avons semblé faire le procès, nous ne tenterons pourtant pas de nous soustraire nous-même à son influence. Dans tous les temps, il sera d'une bonne logique de chercher à se soutenir doucement au milieu des flots d'un torrent impétueux.

plutôt que de s'épuiser en efforts inutiles pour remonter son cours; et, en outre, le rôle de réformateur nous conviendrait moins qu'à personne.

Acceptons donc les tendances et la physionomie de notre siècle, et consolons-nous de la décadence du côté poétique des choses de la vie, en faveur de ce que les intérêts plus matériels de l'humanité peuvent y gagner.

Dépourvu de la plupart des qualités nécessaires à un littérateur, nous n'avons été conduit à prendre la plume que parce qu'il nous a paru que nous rendrions un service véritable, si nous pouvions ouvrir les yeux de ceux qui nous liront, sur la possibilité d'un danger auquel, chaque jour, des milliers d'êtres sont exposés : celui d'être enterrés vifs. Hâtons-nous de déclarer cependant que, sous aucun rapport, nous n'avons eu la prétention de faire une œuvre complète et scientifique; nous savons trop bien que nous manquons absolument des titres et des capacités indispensables. Nous

nous adressons aux gens du monde, avant tout, et il sera facile de le reconnaître, en voyant de combien d'incidents accessoires et inutiles nous avons cherché à orner quelques-uns de nos récits. La raison de ce luxe de paroles est facile à comprendre. Comme nous n'avons point écrit pour les médecins, nous avons voulu, en groupant un assez grand nombre d'*observations*, atteindre deux buts à la fois : d'abord, démontrer par des faits, dont plusieurs sont récents, que nous ne nous élevons pas contre un danger imaginaire ; ensuite, prêter, autant que possible, à cet ouvrage, un assez grand attrait de forme pour en rendre la lecture moins fastidieuse. Dans cette intention, nous nous sommes abstenu, avec le plus grand soin, d'avoir recours à des expressions techniques, ou, quand nous avons été forcé de le faire, nous y avons joint une explication ou une sorte de traduction en *langage usité*.

Ce travail sera divisé en six parties distinctes. Chapitre I.er Exposition du sujet, considérations générales. — Chap. II. Observations et récits. — Chap. III. Tableau succinct des maladies et des différents états qui peuvent causer la mort apparente. — Chap. IV. Appréciation des différents symptômes qui ont été préconisés comme constatant la réalité de la mort. — Chap. V. Conclusions : précautions à prendre pour éviter le danger des inhumations précipitées. — Chap. VI. Projet d'établissement d'une maison mortuaire pour une ville de 12,000 ames.

Nous ne nous abusons point sur le mérite de notre ouvrage, et nous n'ignorons pas que nous ne possédons aucun droit à la confiance du public. Cependant, nous ne devions point reculer devant la tâche que nous nous étions imposée, puisque, en publiant ce fruit de nos pensées, nous n'étions mu ni par le désir d'une satisfaction d'amour-propre littéraire, ni par une intention de spéculation intéressée. Nous avons donc accompli notre œuvre, soutenu par cette réflexion que nous avons faite, et que d'autres feront peut-être aussi, — nous avons besoin de l'espérer : — qu'importe de quelle bouche soit sorti un enseignement, s'il peut un jour devenir utile !

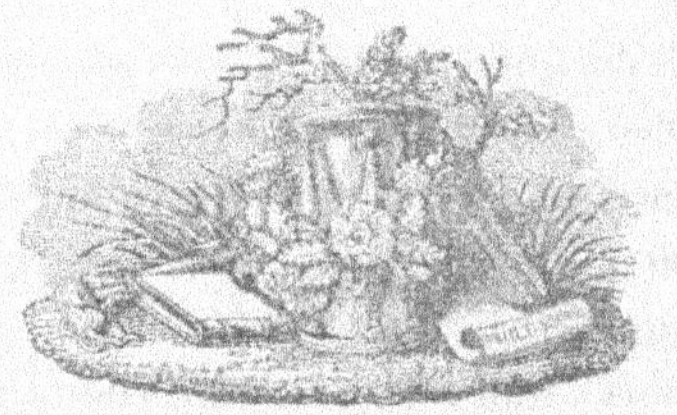

DES

INHUMATIONS PRÉCIPITÉES.

CHAPITRE I.er

EXPOSITION DU SUJET. — CONSIDÉRATIONS GÉNÉRALES.

Sterne a dit que chacun de nous se laisse dominer par une idée fixe, un goût physique ou moral, auquel il pense sans cesse, dont il poursuit l'accomplissement par toutes les voies possibles, et à la satisfaction duquel il sacrifierait, sans hésiter, ses intérêts les plus chers : tout cela, sans chercher à s'en rendre compte, sans y songer, pour ainsi dire, et tout simplement pour obéir à un entraînement instinctif. C'est là une vérité incontestable, et que l'expérience vient confirmer tous les jours. Mais le tableau aurait été plus complet, si l'auteur du *Voyage sentimental*, poussant plus loin encore ses études sur les faiblesses humaines, en eût exprimé aussi bien la contre-partie. En effet, on peut reconnaître qu'à côté de ce goût *fixe*, que chacun de nous choie et caresse incessamment, on éprouve fréquemment une crainte aussi *fixe*, une antipathie innée, une sorte de terreur plus ou moins imaginaire : on se croit même quelquefois menacé d'un danger vague, que l'on se peint sous des couleurs horribles, et contre lequel on cherche à s'entourer de précautions le plus souvent illusoires.

Depuis l'épée que Damoclès croyait voir suspendue par un fil sur sa tête, plusieurs grands hommes ont été en proie à ces craintes plus ou moins chimériques, qui vont parfois jusqu'à l'hallucination. Pascal, à trente ans, voyait un gouffre affreux béant à ses côtés. Winckelmann craignait, quelque part qu'il fût, d'être écrasé par la chute subite de la maison où il se trouvait. On raconte que Jacques Cœur, l'opulent argentier, redoutait de mourir de misère, au milieu de ses incalculables richesses. Hoffmann ne trouvait que dans l'ivresse le moyen d'échapper au supplice que lui faisaient subir les fantômes effrayants que son imagination lui montrait à chaque instant derrière son fauteuil, et contre lesquels sa raison était impuissante. Henri VIII, en proie à des transes continuelles, errait, toutes les nuits, de chambre en chambre dans son palais, pour fuir les poignards d'assassins imaginaires. Jean-Jacques Rousseau et Beethoven, aigris, l'un par d'injustes critiques, l'autre par une infirmité d'autant plus terrible pour lui (la surdité), que, par elle, il était privé des jouissances qu'il eût trouvées dans la pratique de l'art par lequel il s'est illustré, et tous deux en proie à l'infortune, s'abandonnaient à la plus sombre misanthropie, et s'étaient persuadé que le genre humain tout entier s'acharnait après eux, pour augmenter encore la somme de leurs malheurs. De nos jours, Alphonse Karr, le spirituel critique, avoue avec une gaîté sous laquelle il est facile de découvrir un profond sentiment de malaise, que, dans la rue, dans un salon, dans sa chambre même, il ne voit de tous côtés que des chiens enragés prêts à se jeter sur lui, depuis qu'il a eu le bras aux deux tiers dévoré par son cher Freyschütz, le plus beau des chiens de Terre-Neuve.

Il serait facile de multiplier à l'infini les exemples à l'appui de ce que j'ai avancé. Quelle que soit l'explication que l'on veuille en donner, qu'on l'attribue soit à une affection organique du cerveau ou des grands centres nerveux, soit à un état anormal d'un organe important, soit à une modification imprimée à la machine humaine, ou par une passion violente, ou par les angoisses du remords, le fait restera toujours flagrant et irrécusable.

Mais il est une pensée terrible qui, dans tous les temps, a préoccupé un grand nombre d'hommes, surtout parmi les médecins, les naturalistes et en général ceux qui se sont livrés à l'étude des phénomènes de la vie et de la mort : c'est l'incertitude des signes qui annoncent la cessation de l'existence ; et il semble, en outre, que l'impénétrable mystère qui couvre cet instant fatal, il semble que ce passage insaisissable de *être* à *n'être plus*, et contre l'appréciation duquel viendront toujours se briser les impuissants efforts de la science, ait en soi quelque chose de plus effrayant qu'une mort accomplie. En effet, lorsqu'on pense que cette brusque transition de la vie à la mort n'est marquée presque jamais par aucun signe infaillible, lorsque la réflexion force d'admettre la possibilité du retour à la vie d'un être déjà recouvert de terre, quel est celui qui ne sent son cœur comprimé par l'anxiété la plus horrible ? En proie à cette idée, plusieurs médecins célèbres ont, dans l'expression de leurs dernières volontés, exigé que l'on multipliât autour d'eux toutes les expériences possibles pour faire bien constater leur mort, et éviter ainsi d'être enterrés vifs. Malheureusement, trop d'exemples ont déjà prouvé que ces craintes ne sont pas toujours chimériques ; et pourtant connaissons-nous la millième partie de ceux qui peut-être ont subi ce sort affreux !

Long-temps dominé moi-même par ces appréhensions, je les ai senties se réveiller plus fortes en présence de quelques faits qui viennent de se passer tout récemment. Cependant, ce n'est point une pensée égoïste qui m'a fait prendre la plume ; car, du moins dans cette circonstance, il est facile d'éviter le mal que l'on a su prévoir : mais je voudrais faire passer mes terreurs salutaires dans l'ame de tous ceux qui me liront ; je voudrais que, persuadée de la possibilité de leur réalisation, chaque famille entourât ses morts de la plus active et de la plus longue surveillance, jusqu'au moment où nos lois ou nos réglements de police seront modifiés de manière à prévenir désormais de si funestes accidents.

Au moment de commencer, je me sens arrêté par un sentiment d'effroi et de défiance : d'effroi, car les pensées qui se déroulent devant moi sont de nature à glacer le cœur le plus impassible ; de défiance, car peut-être on m'accusera de cynisme, et de créer à plaisir, en les exagérant, d'épouvantables images. S'il en est ainsi, on me jugera mal, et on n'appréciera pas mon intention. Plus d'une fois j'ai frissonné moi-même en écrivant ; mais j'ai dû continuer, sans reculer devant la hideur de la vérité, et convaincu que, plus ma peinture sera effrayante, plus l'impression qui en résultera sera durable et efficace.

Un être vient d'être descendu dans la tombe; c'est un infortuné engourdi par une mort apparente, plongé dans un sommeil léthargique, et qu'une précipitation coupable ou une fatalité cruelle a enseveli vivant dans les entrailles de la terre. Étudions son retour à la vie, écoutons ses soupirs, ses angoisses, son désespoir, et puisons-y, pour nous-mêmes, pour tous ceux qui nous sont chers, ou plutôt pour l'humanité tout entière, une terrible mais utile leçon.

Depuis quelques heures il habite sa dernière demeure, et son sommeil va cesser. D'abord, la circulation se rétablit lente et inégale ; ses membres glacés s'échauffent insensiblement ; sa poitrine se dilate sous l'effort d'une puissante inspiration ; un sang chaud et rutilant a frappé et vivifié son cerveau : l'infortuné revient à la vie ; sa mémoire et son intelligence, indécises pendant quelques instants, se réveillent peu à peu de leur engourdissement, et retrouvent toute leur énergie ; quelques minutes encore, et le malheureux a repris enfin conscience de son existence. Il ouvre les yeux, et ne voit autour de lui que ténèbres : il veut étendre ses bras fatigués...., ses bras sont emprisonnés dans les plis d'un linceul ; il sent son corps meurtri par le dur contact des planches sur lesquelles il repose...., mais il ne peut changer de place. Déjà un affreux soupçon a traversé son esprit : il a peur!!!.... Il s'écrie...., et sa voix revient sur elle-même, sourde et étouffée, pour ne frapper que son oreille ; il veut faire un mouvement...., il se sent prisonnier entre les murailles inflexibles de son cercueil. Alors la vérité se dresse devant lui, hideuse et implacable. Pas d'espoir possible ! la mort vient, lente, mais incessante et inévitable. Il est à jamais séparé des humains, et nul être que Dieu n'entendra ses cris, ne prendra pitié de son désespoir. Au premier abord, le misérable reste anéanti et palpitant sous cet indicible malheur, car il comprend sa faiblesse et son impuissance. Tout son corps est agité d'un tremblement convulsif, son cœur bat sourdement, sa respiration est pénible et précipitée ; un poids écrasant semble oppresser sa poitrine. Mais bientôt l'amour de la vie se réveille en lui avec fureur : de l'anéantissement, il passe au désespoir ; du désespoir, à la frénésie. Avec d'incroyables peines, il parvient à se retourner ; il veut vivre, il veut sortir de son épouvantable prison : ses pieds et sa tête s'arc-boutent contre les parois de son cercueil, dont les ais supérieurs craquent sous ses efforts désespérés, mais ne se disjoignent pas, tandis que ses mains et ses ongles s'usent jusqu'aux os contre les planches ensanglantées. Il comprend enfin que son sort est irrévocable ; et, portée à son paroxisme, sa fureur se tourne contre lui-même. Pour échapper aux atroces lenteurs de la mort, il voudrait se briser la tête contre le bois : cet affreux remède même lui est refusé. Ses mains se crispent sur ses cheveux et les arrachent par poignées ; ses dents mordent avec rage et déchirent par lambeaux la chair de ses bras (*), jusqu'au moment où, vaincu par la fatigue et la souffrance, il reste anéanti. Cependant ses forces se sont épuisées dans cette affreuse lutte, et son ame accablée commence à retrouver un calme produit par la faiblesse plutôt que par la résignation. C'est alors que, de la nuit du passé, sortent palpitants ses souvenirs effacés depuis long-temps. En un instant, le tableau de sa vie tout entière s'est déroulé à ses

(*) Plusieurs romanciers, ambitieux d'obtenir des succès d'*émotions*, ont fait d'affreux tableaux des progrès lents de la mort chez des malheureux, séparés du reste des vivants, soit en punition de leurs crimes, soit par l'effet d'une terrible fatalité : ils les ont représentés assouvissant, sur leurs membres amaigris, leur faim dévorante. Ces traditions, que des hommes de lettres ont accueillies avec empressement et ont interprétées selon les exigences de leurs drames, ne peuvent être acceptées par les physiologistes qu'avec une extrême réserve, et c'est seulement dans les principes de la science qu'ils doivent en chercher l'explication. Nous n'ignorons pas que des hommes dignes de foi ont rapporté que, à plusieurs reprises, on avait trouvé, dans des caveaux funéraires ou dans le fond de carrières obstruées par des éboulements subits, des cadavres portant, aux poignets et aux avant-bras, de profondes morsures. On peut comprendre jusqu'à un certain point qu'un individu,

yeux. Il pense à sa famille, à tous ceux qui lui furent chers : peut-être, à cette heure, ils pleurent sa mort qu'ils ont causée à leur insu, et jamais ils ne connaîtront les tortures de sa longue agonie. Son avenir, qui vient de s'évanouir sans retour, se peint à lui sous les plus riantes couleurs, comme pour lui en rendre la perte plus cruelle. Mais c'est surtout à ce moment terrible, que, coupable, il entend s'élever dans sa conscience la voix impérieuse et déchirante du remords; et il verse des pleurs amers de repentir, et il adresse à Dieu les plus ardentes supplications, à Dieu, désormais son unique refuge : car, en présence d'une semblable destinée, quel besoin l'homme ne doit-il pas éprouver de croire et de prier !

Cependant l'atmosphère s'est épaissie autour de lui ; une chaleur étouffante s'est dégagée peu à peu;

enfermé dans un espace offrant quelque étendue, conservant encore l'espoir d'être délivré, et se sentant près de succomber d'inanition, cherche, même aux dépens de sa propre chair et de son sang, à soutenir, le plus longtemps possible, sa misérable existence ; mais on verra plus tard que l'espace de temps pendant lequel un homme peut vivre, enfermé dans un cercueil ordinaire, n'est point assez long pour qu'il arrive à souffrir les étreintes de la faim, contre laquelle, d'ailleurs, il trouverait un remède et dans ses angoisses morales et dans l'excitation fébrile à laquelle il est en proie. Si donc, en exhumant des corps enterrés depuis quelques jours, on en a vu dont les bras étaient profondément déchirés, on doit, selon nous, croire exclusivement que ces infortunés se seront fait ces cruelles blessures, soit dans un accès de frénésie, soit dans l'intention d'abréger la durée de leur trop lente agonie.

la sueur ruisselle de son front. L'air qui pénètre dans ses poumons ne contient déjà presque plus d'oxygène ; ses artères et son cerveau sont baignés d'un sang noir, que le cœur chasse péniblement à coups redoublés. Mille bruits confus se font entendre à ses oreilles. Ses pensées deviennent confuses, ses sensations obscures, et, à chaque minute, cet état se prononce davantage. Bientôt, il tombe dans une invincible somnolence, dans une torpeur insurmontable. Quelques larmes coulent de ses yeux.... ; de ses lèvres, une prière suprême.... L'asphyxie s'avance à grands pas. Quelques instants encore, puis.... tout est fini : l'infortuné ne souffre plus !

Quelque hideuse que soit cette description, il s'en faut de beaucoup qu'elle soit exagérée ; elle serait plutôt au-dessous de la vérité. On aurait tort de penser qu'un être vivant, enfermé dans une caisse étroite et recouverte de plusieurs mètres de terre, doive succomber à une asphyxie immédiate. Pour se convaincre de l'erreur où l'on tomberait en adoptant cette opinion populaire, il suffit de réfléchir d'abord qu'un cercueil n'est pas exactement moulé sur les proportions du corps qu'il contient ; que, par conséquent, tous les intervalles sont remplis d'air respirable, en quantité très-grande, égale à-peu-près à un cube dont le côté aurait 50 centimètres de hauteur. Or, chaque inspiration absorbe environ 1200 centimètres cubes d'air, dont l'oxygène n'est employé dans l'hématose que pour sa cinquième partie, le reste étant rendu pendant l'expiration : il en résulte donc que chaque inspiration ne consomme en réalité que 240 centimètres cubes. L'homme, à l'état normal, respire à-peu-près 800 fois par heure ; et, comme un cube de 50 centimètres de côté contient 125,000 centimètres cubes, on doit conclure que cette quantité d'air peut suffire à 520 inspirations normales, c'est-à-dire à soutenir la vie pendant près de trois quarts d'heure. Mais, d'un autre côté, il est démontré, en botanique, que l'air filtre dans la terre : celui contenu dans le cercueil peut donc en partie se renouveler. On doit nécessairement tenir compte de la nature du terrain où le cercueil a été déposé : s'il est sec, léger ou sablonneux, il laissera pénétrer, circuler pour ainsi dire, l'air atmosphérique plus facilement que des terres humides, grasses ou argileuses. Ajoutons enfin que les quantités déterminées plus haut pourraient être réduites de plus de moitié, sans causer directement la mort. On voit donc qu'un homme peut vivre sous terre pendant plusieurs heures, et que ce temps sera d'autant plus court que le sujet sera plus pléthorique, c'est-à-dire prédisposé aux congestions cérébrales, puisque, dans ce cas, ses inspirations seront plus larges et plus fréquentes.

A l'appui de ce que l'on vient de lire, on peut consulter les récits authentiques de plusieurs voyageurs dignes de foi, qui racontent que, dans l'Inde, des derviches, par fanatisme ou par spéculation, se font sceller dans des tombes, d'où on les extrait, après de longs intervalles, dans un état de mort apparente, dont il est facile de les faire revenir.

J'en citerai un seul exemple. Dans le courant de l'année 1837, un fakir se présenta à une station anglaise aux grandes Indes, annonçant qu'il avait pour métier de se faire enterrer vif, et qu'il pouvait rester sous terre pendant plusieurs mois. Cette assertion rencontra autant d'incrédules parmi les principaux chefs indiens que parmi les Européens devant lesquels elle fut faite, et le fakir offrit de se soumettre à l'épreuve, acceptant d'avance toutes les précautions que les témoins voudraient prendre contre la fraude dont ils pouvaient craindre d'être dupes. Au jour fixé, le fakir se fit envelopper dans un sac que l'on plaça dans une caisse de bois cadenassée et scellée de sceaux appartenant aux assistants, et enfin la caisse fut descendue dans une tombe en maçonnerie, qui fut recouverte de quelques pieds de terre que l'on foula fortement. Les Européens restèrent ensuite plusieurs heures à veiller autour du tombeau. Dix mois après, on procéda à l'exhumation du corps, en présence des mêmes témoins, auxquels s'était joint l'agent diplomatique du gouvernement anglais. On retrouva toutes les choses dans leur état primitif, c'est-à-dire que les serrures et les sceaux étaient parfaitement intacts, et le fakir, extrait de son cercueil, dans un état de mort apparente, fut en peu d'instants rappelé à la vie. Certainement, sans risquer d'être taxé de trop d'incrédulité, on peut fort bien refuser d'ajouter foi à un semblable prodige ; mais, même en considérant ce fakir comme un imposteur ou un jongleur, on sera forcé d'admettre que, en raison de l'active surveillance exercée par les Européens qui avaient assisté à son inhumation, ses compagnons n'ont pu le délivrer impunément que long-temps après, et, par conséquent, il était resté plus de 24 heures dans un cercueil et sous terre, sans avoir été asphyxié. Ce fait, ainsi que beaucoup d'autres analogues, attestés par des témoins oculaires très-dignes de foi, est extrait d'un ouvrage publié, en 1840, par M. Osborne, sur les observations curieuses qu'il a faites pendant un long séjour dans l'Inde.

Avant de terminer ce chapitre, j'ai besoin de répéter encore qu'en traçant ces lignes, je n'ai point eu l'intention de sacrifier au goût actuel pour le dramatique et l'horrible. Derrière ces tableaux effrayants, pour lesquels j'ai plus emprunté à la physiologie qu'à l'imagination, on peut déjà entrevoir un grand enseignement pratique, qui bientôt se déroulera plus distinct et plus complet. Pour lui donner plus d'autorité, je vais maintenant évoquer en sa faveur et mes souvenirs et ceux de la tradition.

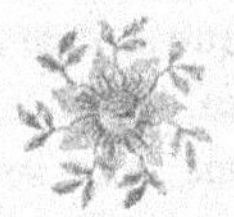

CHAPITRE II.

OBSERVATIONS ET RÉCITS.

Je vais maintenant chercher, dans quelques récits variés, la confirmation de ce que j'ai avancé : car, pour établir la vérité d'un fait, il ne suffit pas de prouver sa possibilité, il faut encore en démontrer l'existence ; et, malheureusement, ces preuves sont assez multipliées pour qu'on n'éprouve entre elles que l'embarras du choix.

Le prince de L*** possédait près de Florence une habitation où, chaque année, il allait passer l'été avec sa famille. Cette demeure, loin de ressembler à ces délicieuses *villas* dont sont parsemés les environs de la plupart des villes d'Italie, avait conservé un aspect presque féodal, qui contrastait majestueusement avec la coquette apparence des palais de construction moderne. C'était un antique et noble château, avec tours, fossés et chapelle, appartenant, depuis plusieurs siècles, à la famille de L***, qui, comme beaucoup de maisons princières, avait fait construire sous la chapelle un caveau de sépulture. Ce caveau, profondément creusé dans un sol sablonneux, était voûté et revêtu intérieurement de larges dalles de pierre; de sorte que son état hygrométrique était tel, que les corps que l'on y déposait s'y momifiaient, pour ainsi dire, sans tomber en putréfaction. Cette circonstance, au reste, ne doit point être considérée comme extraordinaire, et, même en France, où les conditions de climature sont infiniment moins favorables, à cause de l'humidité, que celles de l'Italie, il n'est point rare de trouver des terrains qui jouissent de la singulière propriété de conserver intacts les cadavres qu'on leur confie. Plus loin, j'en citerai un exemple. En outre, chacun sait aujourd'hui que si les momies, que l'Egypte possède en si grande quantité, ont pu traverser impunément plusieurs milliers d'années, cette circonstance est due exclusivement à la sécheresse parfaite et à la température constamment égale des caveaux mortuaires où les corps étaient déposés, et non pas à des méthodes d'embaumement particulières aux Egyptiens, car leurs procédés sont maintenant parfaitement connus, et ne peuvent réussir que sous les mêmes influences climatériques. C'est dans de semblables cavernes que les Guanches déposaient les corps des leurs, qui se conservaient admirablement, bien qu'ils ne fussent enveloppés que de simples bandelettes.

Lorsqu'un membre de la famille de L*** était mort, son corps, revêtu de riches habits, était déposé dans une bière ouverte, et bientôt, descendu dans le caveau, il était placé sur les dalles, près d'une longue suite d'aïeux, sans que l'on prît d'autre soin que celui de recouvrir le cercueil d'un drap noir.

Le prince de L*** mourut des suites d'une maladie de langueur, et fut porté, avec les cérémonies usitées, dans le caveau que nous venons de décrire, et dont la lourde porte se referma vraisemblablement pour long-temps, car il n'avait qu'un fils qui sortait à peine de l'adolescence. Celui-ci avait pour son père une tendresse extrême ; de sorte que, environ un mois après cet événement, il prit la résolution de voyager, pour échapper à la douleur que lui causait la perte cruelle qu'il venait de faire. Mais, avant de partir, avant de s'éloigner pour long-temps du château de sa famille, il voulut contempler encore une fois les traits d'un père si tendrement chéri ; il voulut aller répandre quelques larmes sur cette tombe où s'était brisée sa dernière affection. Seul, il marche donc vers la chapelle funéraire, et, après avoir enlevé les barres de fer qui en assujettissaient la porte, il veut l'ouvrir, lorsqu'il sent qu'un obstacle puissant s'oppose à ses efforts. En proie à une inexprimable anxiété, il s'écrie ; de toutes parts on accourt à son aide : l'obstacle est surmonté, la porte s'ouvre, et.... spectacle plein d'horreur ! cet obstacle, c'était le cadavre du prince de L***, qui, les traits convulsés, était venu mourir de faim contre cette porte qui ne devait plus s'ouvrir pour lui, et dont les ais portaient encore les traces qu'y avaient imprimées ses mains déchirées et tordues dans les angoisses du désespoir. L'infortuné n'avait été rappelé du sein de la mort que pour en trouver une mille fois plus cruelle.

Il n'est pas aussi rare qu'on pourrait le croire de trouver des terrains (*) ou des caveaux ayant la propriété d'empêcher les ravages de la putréfaction. Il existe à Bordeaux un caveau de cette espèce, situé sous un vieil édifice appelé Tour-St.-Michel, et qu'aucun voyageur ne manque de visiter. C'est un caveau circulaire, à voûte surbaissée, et dont le sol

(*) Une des communes du département de Saone et Loire, dont le nom m'échappe, située dans un rayon de 8 ou 9 kilomètres de la petite ville de Tournus, fut, il y a sept ou huit années, le théâtre d'un événement qui a très-vivement impressionné toute la population. On sait que, dans les cimetières, on est contraint de revenir creuser de nouvelles fosses aux lieux où il en a déjà existé : seulement, on a soin d'attendre assez long-temps pour que toutes les parties molles des corps aient été entièrement transformées. En fouillant le sol dans un angle du cimetière de cette commune, le fossoyeur rencontra un cercueil si parfaitement intact, qu'il en fut presque effrayé. On en fit l'extraction, et on découvrit le corps d'une jeune fille d'environ vingt ans, morte depuis plus de dix années, et si parfaitement conservée, que des témoins qui la *reconnurent* crièrent au miracle, et se disputèrent les lambeaux du linceul de celle que déjà ils considéraient comme une sainte. Le corps fut livré au scalpel d'un chirurgien et aux réactifs d'un chimiste ; mais leurs expériences ne purent avoir lieu, parce que, soumis au contact de l'air, le cadavre tomba presque aussitôt en putréfaction.

est recouvert d'une couche de 4 à 5 mètres de détritus humains, réduits en poussière et exhalant une odeur nauséabonde, quoique non putride. Autour des murailles sont rangés debout une quarantaine de cadavres dont les traits, diversement contractés, offrent les aspects les plus fantastiques. Parmi ces cadavres, se trouve celui d'un pauvre enfant enterré vivant. Voici en quels termes *M. Théophile Gautier*, dans une relation de voyages, essaie de peindre ce déchirant spectacle : « Cette figure, dit-il, est sublime de douleur et de désespoir ; jamais l'expression de la souffrance humaine n'a été portée plus loin : les ongles s'enfoncent dans la paume des mains ; les nerfs (ou plutôt les tendons et les muscles) sont tendus comme des cordes de violon sur le chevalet ; les genoux font des angles convulsifs ; la tête se rejette violemment en arrière : le pauvre petit, par un effort inouï, s'est retourné dans son cercueil. »

J'ai déjà parlé des principales conditions hygrométriques qui rendent les caveaux propres à la conservation des cadavres. Quant aux terrains, on a reconnu, comme jouissant au plus haut degré de cette propriété, ceux dans lesquels on retrouve des traces de la présence de certains agents chimiques, dont voici les principaux : les divers sels ou acides d'arsenic ; le bi-chlorure de mercure (sublimé corrosif, le sulfate d'alumine et de potasse (alun). Ces substances et quelques autres sont les plus puissants anti-septiques. C'est la dernière qu'emploie M. Gannal, dans la nouvelle et excellente méthode d'embaumer qu'il a découverte.

Qui n'a frissonné en entendant raconter l'épouvantable mort de l'abbé Prevost, auteur de *Manon Lescaut?* Depuis plusieurs années, sa santé s'était insensiblement altérée, et, bien qu'il n'éprouvât pas de vives souffrances, cependant ses forces avaient toujours été en déclinant. Enfin, il succomba, frappé par une maladie contre laquelle avaient été impuissants les efforts des médecins, qui n'avaient pas pu même lui assigner un nom (*). Si l'ardeur de savoir est toujours louable, elle l'est plus encore lorsqu'elle a pour mobile, non pas une vaine curiosité ni l'amour-propre, mais le noble besoin d'apporter un remède aux maux de l'humanité. Aussi la famille de l'abbé Prevost ne s'opposa point au désir que témoignèrent les médecins d'aller rechercher, dans le cadavre même, les manifestations anatomiques de cette mystérieuse maladie, ou, selon la poétique expression de Bichat, de demander à la mort les secrets de la vie. Déjà le corps est étendu, le scalpel brille, et une incision elliptique enserre dans sa

(*) Il existe, sur la mort de l'abbé Prevost, une seconde version, qui diffère quelque peu de celle que j'ai rapportée. On raconte que celui-ci, malade depuis long-temps, voulut cependant entreprendre un petit voyage à pied. En passant dans un bois, il fut frappé d'une attaque d'apoplexie et tomba inanimé. Des paysans le trouvèrent et le transportèrent dans un village voisin. Un chirurgien, le croyant mort, voulut faire son autopsie, et l'infortuné, ranimé par la douleur, revint à la vie pour mourir quelques instants après. Quelle que soit celle de ces deux versions que l'on veuille adopter, le résultat, ainsi qu'on le voit, aura toujours été le même.

double courbure la poitrine et l'abdomen. L'opérateur soulève d'une main un lambeau pour détacher plus facilement le sternum des fausses côtes, lorsque tout-à-coup le sang jaillit en abondance, un cri déchirant se fait entendre, et, à la vue des médecins épouvantés, le malheureux rend le dernier soupir, arraché pour un instant des bras de la mort par le couteau qui devait l'y replonger.

Qui ne connaît la fâcheuse méprise dont fut à la fois coupable et victime Andræas Vesalius, médecin de l'empereur Charles-Quint et de son fils Philippe II, roi d'Espagne! Cet homme célèbre, que l'on considère à bon droit comme le père de l'anatomie, donnait des soins à un gentilhomme qui tomba dans une mort apparente. Vesalius, trompé, en voulut faire l'autopsie, et, quand la poitrine fut ouverte, il reconnut que le cœur palpitait encore. Les parents le poursuivirent, comme sacrilége, devant l'Inquisition; et il n'aurait pu échapper à une condamnation capitale, sans la puissante intervention de Philippe II, qui obtint sa grace, sous la condition qu'il irait faire pénitence en Terre Sainte. Mais, dans son voyage, il fut assailli par une tempête et jeté dans l'île de Zante, où il mourut de faim, en 1564.

Terilli rapporte qu'une noble dame espagnole fut prise de convulsions hystériques, qui la jetèrent dans un état semblable à la mort. Comme la maladie n'avait pas été reconnue, les parents appelèrent un chirurgien pour faire l'ouverture du corps; mais, au second coup de scalpel, la malheureuse tressaillit de douleur, poussa un cri horrible, et expira après quelques instants.

On trouve, dans les Mémoires de l'Académie d'Angers, l'observation d'une jeune fille qui sembla succomber après une violente maladie. Elle fut transportée à la salle des morts, et, quelques heures après, un chirurgien, qui voulait la disséquer, la rappela à la vie en lui donnant un coup de bistouri sur la poitrine. Cette fille guérit parfaitement.

L'événement tragique que je vais raconter est extrait des *Causes célèbres*. Bien que cette anecdote ait déjà été exploitée, de son point de vue dramatique, par plusieurs littérateurs contemporains, j'ai cru pouvoir me l'approprier à mon tour; car, indépendamment de l'intérêt palpitant qu'elle renferme, elle rentre essentiellement dans le sujet que j'ai entrepris de traiter.

En l'année 1706, le Parlement de Toulouse avait pour président M. d'Olmond, issu d'une des plus anciennes familles de cette ville. Doué d'un profond savoir et des capacités les plus remarquables, cet homme distingué avait su apporter, dans les hautes fonctions dont il était revêtu, une sévère intégrité, qui rendait plus saillantes encore l'affabilité de ses manières et les qualités de son cœur.

Veuf depuis plusieurs années, il avait une fille unique sur laquelle il concentrait toutes ses affections. M.lle Victorine d'Olmond, âgée alors de quinze ans, joignait à une extrême beauté tous les aimables dons de son sexe, et, de plus, une grande fermeté de caractère, que peut-être elle tenait de son père, mais qui n'excluait en elle ni la soumission ni le respect filial.

A l'époque où commence ce récit, un des régiments en garnison à Toulouse comptait au nombre de ses officiers M. le chevalier de Sézanne, fils d'un ex-lieutenant-général des armées du roi, originaire de Toulouse, jeune homme d'une haute naissance et d'un mérite supérieur. Tous ces titres lui assurèrent un accueil distingué de la part de ses anciens compatriotes, et, de tous les salons qui lui furent ouverts, il n'en trouva bientôt aucun qui pût entrer en parallèle, à ses yeux, avec celui de M. d'Olmond. Des charmes de plus d'une espèce l'y attiraient en effet : il avait retrouvé un ancien ami de son père dans ce noble vieillard, à l'aspect à la fois grave et bienveillant; et son cœur, d'abord exclusivement rempli de respect, avait peu tardé à s'ouvrir aux sentiments les plus affectueux, dès qu'il lui avait été donné de pénétrer dans son intimité, de jouir de la faveur de ses entretiens si attachants, enfin de puiser à pleines mains dans ses précieux trésors de savoir et d'expérience. Mais un nouvel attrait vint encore agir sur lui, peut-être à son insu : je l'ai déjà dit, Mlle d'Olmond était admirablement belle; le chevalier de Sézanne l'aima bientôt d'un amour qu'il sut lui faire partager. Tous deux jeunes et beaux, tous deux aimant pour la première fois, égaux en fortune et en naissance, ils s'abandonnèrent avec confiance à un amour qui, grandissant encore pendant une année d'une fréquentation presque quotidienne, finit par revêtir tous les caractères d'une de ces passions profondes qui influent fatalement sur toute une destinée. A les voir l'un et l'autre si confiants et si heureux de ce premier amour qui devait être le dernier, qui eût osé leur prédire un avenir funeste!

Les choses en étaient arrivées à ce point, lorsque Louis XIV, voulant récompenser M. d'Olmond de ses services passés, l'appela au poste de président à mortier au Parlement de Paris. Là, M. d'Olmond fut heureux de retrouver quelques anciennes connaissances, en tête desquelles figurait M.me de Sézanne, la mère du chevalier, et il forma avec elle une liaison d'autant plus étroite, que vraisemblablement il pensait déjà qu'un moment viendrait où cette intimité serait encore resserrée; car il n'était pas probable que l'amour si vif, développé, sous ses yeux, entre les deux jeunes gens, eût long-temps échappé à sa sagacité.

Six mois plus tard, M. de Sézanne vint à Paris avec son régiment, et ce fut avec un inexprimable bonheur qu'il retrouva celle à laquelle il avait voué une si ardente affection. Alors il prit la résolution de demander la main de M.lle d'Olmond, qui lui fut accordée sans difficulté, et on fixa le mariage à une époque peu éloignée. Quelques jours encore, et les amants allaient être unis, lorsque le régiment reçut l'ordre de se rendre à Brest, où se trouvait une escadre qui était sur le point de mettre à la voile pour l'Amérique. Peindre la stupeur dont cette nouvelle frappa les amants serait impossible. Cependant, M. de Sézanne ne songea pas un instant à se démettre de son grade : il comprit fort bien qu'agir ainsi à l'heure du danger, c'eût été se déshonorer à jamais. Seulement il voulut faire hâter la célébration du mariage, afin d'emmener avec lui sa jeune épouse; mais M. d'Olmond, persuadé qu'il y aurait presque folie à laisser une jeune fille frêle et presque enfant s'exposer aux hasards d'un long et pénible voyage, non-seulement refusa d'y consentir, mais encore se montra inflexible aux prières du chevalier qui le suppliait de permettre qu'il emportât du moins le titre d'époux de sa fille. Il lui fallut donc se résoudre à s'éloigner, et il partit après avoir échangé avec sa fiancée les serments les plus solennels.

Deux années ne s'étaient pas encore écoulées depuis cette cruelle séparation, que l'on apprit en France que le régiment de M. de Sézanne avait été presque entièrement détruit dans un combat où lui-même avait trouvé la mort. Cet affreux événement plongea M.lle d'Olmond dans un sombre désespoir dont aucune consolation ne pouvait la tirer. Pendant long-temps on craignit pour sa vie; cependant sa douleur finit par dégénérer, du moins en apparence, en une douce mélancolie qui abusa son père lui-même. Celui-ci, sentant les années s'accumuler sur sa tête, et craignant de laisser bientôt une si jeune fille sans protecteur, se décida à lui proposer un autre époux. A la première ouverture qui lui fut faite à cet égard, le désespoir de M.lle d'Olmond parut se ranimer et se révolter contre une proposition qui lui semblait une injure; pourtant, vaincue enfin par les instances de son père : « S'il m'était possible, lui dit-elle, de conserver le moindre doute sur la mort de M. de Sézanne, sachez-le bien, mon père, aucune puissance humaine ne me forcerait à manquer aux serments que je lui ai faits; mais, puisqu'il n'en est point ainsi, puisque ma vie entière ne doit plus être qu'une longue douleur, je ne veux pas, par une coupable résistance, justifier, en quelque sorte, la rigueur du ciel envers moi. Je ne chercherai donc plus à me dérober à votre autorité, et j'accepterai aveuglément l'époux que vous m'aurez présenté. Je saurai remplir envers lui tous mes devoirs sans murmure : mais qu'il n'attende pas de moi autre chose que soumission et respect, car mon pauvre cœur, brisé par ses chagrins, s'est désormais fermé pour toujours à tout sentiment de tendresse. »

Quelques mois après, M.lle d'Olmond était devenue femme de M. de St.-Alban, conseiller au Parlement. Dans son nouvel état, M.me de Saint-Alban sut rester à la fois fidèle à sa douleur et à son mari qui l'aimait de la plus vive affection. Sa beauté, toujours admirable, semblait encore avoir puisé de nouveaux charmes dans le voile de tristesse répandu sur ses traits. Elle eut une fille qu'elle se prit à aimer de tout l'amour que, depuis plus de trois années, elle cachait dans son ame, et sa vie, illuminée pour ainsi dire par cette affection nouvelle, allait peut-être connaître des jours moins malheureux, lorsque tout-à-coup elle fut atteinte d'une maladie qui la conduisit rapidement au tombeau. Les larmes que versa M. de Saint-Alban furent aussi amères qu'avait été profond son attachement ; il fit élever un magnifique mausolée, près duquel il allait assidûment s'agenouiller et pleurer, en pensant à celle qui n'était plus. Les années, en se succédant, rendirent ses regrets moins poignants, sans les éteindre et sans lui faire réformer l'obligation qu'il s'était imposée de visiter fréquemment la tombe de sa femme, surtout à l'anniversaire de sa mort.

Un jour, celui du cinquième anniversaire, M. de Saint-Alban s'était rendu au cimetière pour payer son fidèle tribut à ses regrets. Doucement incliné sur le tombeau, il tenait ses regards attachés sur une miniature, et la vue de ces traits aimés, en reportant sa pensée aux jours si vite écoulés de son heureuse union, avait réveillé en lui une foule de souvenirs qui, quoique douloureux, n'étaient pourtant pas sans avoir un certain charme. Tout-à-coup, un léger frôlement se fit entendre, et, levant les yeux, il aperçut, à quelques pas, une jeune femme si parfaitement semblable à celle qu'il avait perdue, qu'il resta quelques instants frappé de stupeur, tandis que celle-ci fuyait précipitamment après avoir laissé échapper un faible cri. Revenu à lui-même, il s'élança à sa poursuite, et la vit de loin monter dans une riche voiture qui s'éloigna rapidement.

Quoiqu'il se crût abusé par une étrange ressemblance, il voulut néanmoins connaître celle dont la vue avait fait sur lui une si cruelle impression. Il apprit que cette jeune dame, originaire d'Italie, n'habitait que depuis peu de mois la France, où elle était venue avec son mari, M. le chevalier de Sézanne.

Ce nom de Sézanne augmenta encore ses doutes, car il se rappelait avoir entendu dire que M.lle d'Olmond avait été fiancée à un jeune homme de cette famille. Il songea alors à questionner le gardien du cimetière où sa femme avait été enterrée; il apprit que, depuis environ cinq ans, celui-ci avait renoncé à ses fonctions, après avoir fait un héritage considérable, et qu'il s'était retiré dans une petite ville, où il était mort depuis deux ans. Il se rendit près de la veuve, la questionna adroitement, et découvrit que son mari n'avait jamais fait d'héritage, et que la source de sa fortune subite lui était inconnue à elle-même. Son anxiété étant parvenue à son comble, il pensa enfin à obtenir du lieutenant criminel l'autorisation de faire procéder à une exhumation. Cette permission lui est accordée : en sa présence, on creuse la terre; on extrait le cercueil, on l'ouvre... il était vide !!!

A cette vue, M. de Saint-Alban sentit son cœur inondé de joie, car, désormais, le doute n'était plus possible : cette étrangère qu'il avait vue était bien évidemment sa femme, rendue à l'existence par un événement tenant du prodige. Comment cela avait-il pu arriver? par quelle suite de circonstances avait-elle été arrachée, vivante encore, du tombeau qui s'était refermé sur elle, et où lui-même l'avait vu descendre? C'était là un mystère impénétrable, dont il résolut de chercher l'explication par tous les moyens possibles. Cependant il hésita encore; une pensée déchirante venait de se glisser en lui : cette femme qu'il avait entourée de tant de soins et de tant d'amour, cette femme sur la tombe de laquelle il avait versé, pendant cinq années, des larmes si amères, avait donc pu l'oublier au point de se livrer volontairement à un autre!... Mais il chassa ces tristes réflexions, et se mit à poursuivre l'accomplissement de son œuvre.

Il s'adressa directement au Parlement de Paris, devant lequel il déposa une demande pour faire déclarer nul le mariage de M. de Sézanne avec M.lle d'Olmond, et obtenir la réintégration de celle-ci au domicile conjugal. Pendant ce temps, il sema l'or à pleines mains, pour découvrir quelques indices favorables à sa cause. Le jour où il fut appelé à exposer devant le tribunal les motifs de sa demande, il prouva, indépendamment de tous les faits que nous connaissons déjà, que, cinq années auparavant, et le lendemain des obsèques de M.me de St.-Alban, M. de Sézanne, arrivé à Paris seulement depuis la veille, l'avait quitté brusquement, accompagné d'une femme voilée et malade, et s'était retiré dans une ville d'Italie où il était resté. A tout cela M. de Sézanne opposa les dénégations les plus absolues : il prouva, par des actes authentiques, que sa femme était fille de parents italiens, et montra son contrat de mariage, revêtu de la signature des plus hauts personnages de la ville qu'il avait habitée. Alors M. de Saint-Alban sortit quelques instants, et rentra bientôt accompagné d'un vieillard portant, sur ses traits amaigris, des traces profondes d'une vive douleur. C'était M. d'Olmond, qui, frappé au cœur par la mort de sa fille, avait été, depuis plusieurs années, cacher au fond d'une province éloignée son désespoir et les remords que lui inspirait la pensée d'avoir contribué à abréger ses jours, en l'unissant, contre son gré, à un homme qu'elle ne pouvait aimer.

L'aspect de M.me de Sézanne fit naître en lui une émotion extrême : les yeux baignés de larmes, il tendit les bras vers elle, en l'appelant d'une voix brisée, et en la conjurant de revenir à lui et de ne pas renier son père. En présence d'un spectacle si touchant, M.me de Sézanne demeura pourtant impassible, et, s'avançant vers lui avec une grande dignité, elle lui dit d'une voix émue : « Pardonnez-moi les cruels souvenirs que ma vue réveille en vous; je pourrais être fière de vous nommer mon père, et je sens qu'il me serait bien doux d'essuyer vos larmes; mais je dois y renoncer, car ce n'est pas sur moi qu'elles coulent, et le titre que vous me donnez ne m'a jamais appartenu. Depuis quelques jours à peine je suis en France, et déjà, assaillie par de nombreux persécuteurs, je me vois forcée de défendre contre eux un époux et une famille qu'ils voudraient me ravir. Pourquoi me fait-on subir un si cruel traitement? Ne devais-je donc connaître ce pays que pour apprendre à le détester? »

A ces mots, M. de Saint-Alban comprit que sa cause était perdue, et il s'éloigna précipitamment pour ne pas entendre l'arrêt qui bientôt allait détruire son dernier espoir. . . . .
. . . .

Près d'une heure s'était écoulée depuis l'éloignement subit de M. de Saint-Alban. Le tribunal était sur le point de prononcer le jugement qui devait donner à M. de Sézanne des droits désormais imprescriptibles sur la femme qu'un rival voulait lui enlever, quand tout-à-coup un frémissement général parcourut l'auditoire, et, de proche en proche, quelques voix s'écrièrent de suspendre l'arrêt. — Qu'allait-il donc se passer ?

Lorsque M. de Saint-Alban avait quitté l'enceinte du Parlement, il avait senti son cœur livré au plus horrible désespoir. Il avait compris que l'aveugle justice des hommes, induite en erreur par le calme extraordinaire de sa femme, allait la lui ravir pour toujours ; et cependant aucun doute ne s'était élevé dans son esprit : il était bien sûr de n'être pas abusé par une ressemblance impossible ; c'étaient trop bien ses traits, sa voix, son maintien ; et son sang-froid, qui avait pu tromper tout un tribunal, ne lui en imposait pas à lui-même ; il comprenait qu'elle l'avait puisé dans un amour qui la dominait exclusivement, et peut-être, hélas ! dans une haine profonde pour lui. Rentré dans son hôtel, il s'enfuit jusqu'au fond du plus reculé de ses appartements, pour y cacher ses larmes qui coulaient bien améres, car à son chagrin allaient se joindre désormais toutes les tortures de la jalousie.

Tout-à-coup une idée a frappé son esprit ; un dernier rayon d'espoir vient de luire à ses yeux. Il saisit entre ses bras sa fille, charmante enfant âgée de six ans, court comme un insensé jusqu'au tribunal, et, haletant, éperdu, il la dépose aux pieds de M.me de Sézanne, sans avoir la force de prononcer une seule parole. Cet espoir ne devait point être déçu, et l'amour maternel dominant en cet instant toutes les autres résolutions : « Ma fille ! mon enfant !..... » s'écria-t-elle ; en même temps, elle tomba à genoux, la saisit entre ses bras, et la couvrit de baisers et de larmes.

Essaierons-nous de peindre la révolution qui s'opéra dans tout l'auditoire et la stupeur qui frappa M. de Sézanne ?.... Cependant, au bout de quelques instants, il se remit et ne sentit pas faiblir sa résolution bien arrêtée de disputer à un homme la possession de celle qu'il avait conquise sur la mort. Cherchant de nouvelles forces dans l'intérêt même de la victoire qu'il ambitionnait : « Ecoutez tous ! s'écria-t-il d'une voix altérée mais puissante. Sans doute, je ne tenterai plus de le nier, celle que vous voyez ici est bien ou plutôt a été l'épouse de M. de Saint-Alban ; mais entendez le récit des circonstances miraculeuses qui l'ont mise entre mes bras ; puis brisez, si vous l'osez, des liens que la main de Dieu lui-même a formés.

» Dangereusement blessé dans le combat dont les résultats désastreux firent courir le bruit de ma mort, je fus fait prisonnier et emmené bien loin dans l'intérieur des terres, par des peuplades sauvages qui guérirent mes blessures et me gardèrent au milieu d'elles. Là, bien que je n'eusse à souffrir aucun mauvais traitement, je traînais une existence misérable, car aux regrets de la patrie absente se joignait encore comme un vague pressentiment de mon malheur qui s'y accomplissait. Au bout de deux années, mes angoisses devinrent si intolérables, qu'à tout prix je résolus de recouvrer la liberté. Après vingt essais infructueux, je réussis enfin à tromper une surveillance devenue moins active, et, en quelques jours, je revis le rivage et le vaisseau qui bientôt allait me reporter dans mon pays. Avec quels transports j'aperçus de loin les côtes de la France ! Et quand j'eus touché cette terre si long-temps désirée, j'oubliai mes fatigues et mes souffrances passées, et j'eus hâte de me rendre à Paris où j'allais embrasser ma mère, où j'allais revoir celle que j'étais sûr de retrouver libre et fidèle. Mes pressentiments s'étaient tu depuis long-temps : dans mon ame, il n'y avait plus place en cet instant que pour des pensées de joie et d'ivresse. J'arrivai à Paris, j'essuyai les larmes de ma mère, à laquelle je voulus consacrer exclusivement toute cette première journée. Entouré des miens, je m'abandonnais au bonheur avec confiance, lorsque l'indiscrétion d'un ami, dont tant de fois depuis j'ai béni le nom, m'apprit en même temps et le mariage et la mort de ma fiancée qu'il venait d'accompagner jusqu'au lieu de sépulture, mort arrivée la veille même de mon retour. Cette nouvelle me trouva sans courage ; en un instant, mère, parents, amis, tout s'effaça de mon souvenir, pour me laisser seul en présence de mon immense désespoir. Je sentis mon avenir flétri, toutes mes affections brisées, et déjà j'étais bien résolu à ne pas survivre à mon infortune. Cependant, avant d'attenter à mes jours, je voulus revoir une dernière fois celle que j'avais tant aimée. En vain je me dis que cette vue ne pouvait que redoubler ma souffrance ; en vain je me représentai qu'en violant cette tombe, j'allais me rendre coupable d'un acte de profanation envers celle à qui j'avais voué un culte si fervent, et d'un crime aux yeux des hommes aussi bien qu'aux yeux de Dieu. J'étouffai ce cri de ma conscience ; loin d'en être effrayé, je m'affermis, avec une sombre joie, dans l'exécution de mon dessein, et il me sembla que j'étais entraîné par une fatalité contre laquelle j'eusse essayé inutilement de me débattre. — Croyez-vous maintenant que ce fût un crime que j'allais commettre ? Non, non ! cette voix intérieure qui me poussait malgré moi, c'était celle de la Providence qui m'avait choisi pour réparer une épouvantable erreur des hommes ; c'était le ciel qui ne voulait pas permettre que s'accomplit un aussi effroyable malheur.

» Quand une fois cette résolution fut bien arrêtée, je sentis une sorte de résignation renaître dans mon ame, et j'attendis la nuit avec tout le calme que peut inspirer une volonté ferme d'en finir bientôt avec la vie. J'eus soin de me munir d'une forte somme en or, et, dès que je jugeai l'heure favorable, je m'enveloppai d'un ample manteau et m'acheminai vers le cimetière. Là, à force d'offres et de menaces, je parvins à séduire le gardien, qui me conduisit à la fosse nouvellement fermée, et se mit froidement à l'œuvre, tandis que tous mes membres frissonnaient d'une invincible horreur au retentissement sourd de sa bèche fouillant profondément la terre. Bientôt le cercueil fut exhumé, et, un instant après, les planches désunies me laissèrent apercevoir un blanc linceul, dessinant vaguement une forme humaine. Le fossoyeur s'éloigna, sur ma demande; alors je m'agenouillai, j'écartai doucement les plis du drap mortuaire, et une tête couronnée d'une épaisse chevelure apparut à mes yeux obscurcis par des larmes. C'était bien elle, telle que je l'avais vue quatre ans auparavant, pâle, mais belle jusqu'au sein de la mort, dont la main n'avait point encore osé flétrir ses formes si parfaites. Je pleurai, je priai long-temps sur ce triste débris de mon bonheur passé, et je me baissai lentement pour déposer un dernier baiser sur son front. En approchant mon visage du sien, il me sembla sentir ou entendre un léger soupir sorti de ses lèvres; alors je la tirai du cercueil, et, la soutenant entre mes bras, j'attendis quelques minutes dans une inexprimable anxiété..... Bientôt il ne me fut plus permis d'en douter; elle vivait!..... Quelles pensées me vinrent dans ce moment solennel? ai-je cru à un miracle?.... que se passa-t-il ensuite?.... je l'ignore; j'ai conservé seulement un vague souvenir de ma course haletante et d'un homme qui me poursuivait en vain et m'appelait, tout en modérant les éclats de sa voix. Quand je revins à moi, quand la raison me fut rendue, j'étais dans une misérable hôtellerie, penché sur le pied d'un lit où reposait doucement la femme que Dieu m'a rendue.

» Que pourrais-je ajouter encore? Elle n'opposa à mes projets aucune résistance, car, dans sa reconnaissance, je n'ose dire dans son amour, elle comprit que désormais sa vie m'appartenait tout entière. Le lendemain, une chaise de poste nous enleva avec rapidité, et, en quelques jours, nous arrivâmes en Italie. Là encore, le pouvoir de l'or ne me fit pas défaut. J'achetai, pour celle que dès-lors je considérais comme ma femme, une famille, un nom qu'elle allait bientôt échanger contre le mien, et enfin je pus l'épouser, en présence d'un grand nombre de personnes considérables que j'avais eu soin de réunir, afin de m'assurer au besoin leur témoignage. Je jette un voile sur les quatre années qui suivirent cette union inespérée. Il y a bien peu de temps que nous avons voulu revenir en France, où nous pensions que notre souvenir devait être effacé ; et nous avons cédé au désir bien excusable de visiter la tombe qui m'avait généreusement rendu sa proie. Que n'ai-je pu prévoir, hélas ! tous les maux que ce fatal désir allait attirer sur nos têtes !

» Vous, M. de Saint-Alban, vous qui voulez me ravir un bien que j'ai si chèrement acheté, vous me haïssez sans doute..... eh bien ! vous êtes injuste et cruel..... Ce n'est pas ma main qui vous a privé de l'objet de vos affections, et c'est ma main qui a réparé un acte qui, si vous l'eussiez connu, eût été pour votre vie entière un éternel sujet de remords et de désespoir.

» Et vous, juges, qui tenez maintenant entre vos mains nos deux destinées, obéirez-vous, dans l'arrêt que vous allez prononcer, à des lois arbitraires, qui n'ont point ici d'application ?.... Oh ! non ! vous entendrez nos voix, vous comprendrez nos angoisses trop souvent renouvelées, vous n'aurez pas la barbarie d'anéantir, par un mot, deux existences pleines d'avenir. Cette jeune femme que vous voyez éplorée et tremblante, c'est mon épouse, même aux yeux des hommes. Ces anciens nœuds, dont on vient si tardivement aujourd'hui invoquer les droits, la mort les a déliés, les a rompus. Mme de Saint-Alban est morte ; depuis cinq années, son nom est effacé de la liste des vivants : ici, c'est une existence nouvelle sortie du néant ; c'est une jeune femme inconnue, sans passé, sans famille ; c'est le fruit d'un miracle que Dieu a permis en ma faveur. Des hommes, des juges, oseront-ils combattre les décrets infaillibles de la Providence ? »

Dès que M. de Sézanne eut fini de parler, les juges se retirèrent en silence, et ce fut seulement au bout de plusieurs heures qu'ils vinrent proclamer le résultat de leur délibération : Mlle d'Olmond, femme de M. de Saint-Alban, conseiller au Parlement, était condamnée à rentrer immédiatement dans le domicile conjugal.

Ce jugement, quoique dicté par la plus sévère impartialité, n'était cependant pas exécutable. Etourdi par la situation extraordinaire dans laquelle il se trouvait, aveuglé par son succès inespéré et sans doute aussi par ses ressentiments contre un rival préféré, M. de Saint-Alban devait accepter avec joie un arrêt qui satisfaisait à la fois et son amour et sa haine. Mais il ne pouvait en être de même de la fille du président d'Olmond. Après avoir vu renverser en un instant le bonheur qu'elle avait trouvé dans une union que les lois avaient refusé de sanctionner, elle était assez à plaindre, sans aller encore renouer d'odieux liens qu'une délicatesse bien légitime eût repoussés, lors même que son cœur ne l'eût pas impérieusement exigé. Au reste, le tribunal le sentit si bien, qu'il lui accorda facilement l'autorisation, sollicitée avec instance, d'aller terminer ses jours au fond d'un cloitre.

Le même recueil des *Causes célèbres* renferme un autre fait qui offre, avec le précédent, de nombreux points de ressemblance.

Deux marchands de Paris, amis intimes, avaient deux enfants qui, dès leur bas âge, avaient été destinés l'un à l'autre. Ces jeunes gens, élevés ensemble, avaient senti peu à peu leur amitié réciproque se changer en amour, et bientôt ils allaient être unis, lorsque l'intérêt vint en un instant renverser tous leurs plans de bonheur. Un riche financier devint épris de la jeune fille, qui fut sacrifiée à l'avarice de son père. La nouvelle épouse, malheureuse malgré sa richesse, tomba dans une maladie de langueur qui la conduisit au tombeau en quelques mois. Son ancien fiancé, qui l'aimait toujours, et qui n'avait point quitté Paris, s'abandonna d'abord au désespoir en apprenant cette triste nouvelle ; puis, se rappelant que celle qu'il aimait était sujette à de longs et profonds évanouissements, il se laissa aller à des espérances chimériques en apparence. Après avoir séduit le fossoyeur, il exhuma la jeune femme, l'emporta chez lui, et eut le bonheur de la rappeler à la vie. Celle-ci, cédant à un amour doublé encore par la reconnaissance, consentit à suivre son sauveur, et tous deux se retirèrent en Angleterre, où ils restèrent dix années. Après cet intervalle, ils revinrent en France, persuadés que personne n'avait de soupçon; mais ils furent bientôt reconnus. Le financier réclama sa femme devant les tribunaux; et comme il ne ménageait point l'argent, et que sa cause d'ailleurs était fort soutenable, les deux amants jugèrent utile de ne point attendre le jugement à intervenir, et s'enfuirent de nouveau à l'étranger, après avoir dit adieu à Paris pour toujours.

M. le docteur *Marinus* rapporte l'observation suivante dans un ouvrage périodique, intitulé : *Annales médico-légales belges.*

A l'hôpital militaire de Rochefort, un soldat parut avoir succombé aux suites d'une longue maladie, et fut porté à la salle des trépassés. Le lendemain, un étudiant en médecine, désirant se perfectionner dans l'opération de la saignée, choisit ce cadavre, auquel il ouvre d'abord largement la veine jugulaire. Au même instant, le sang jaillit en abondance : le soldat revient à la vie, et, rempli d'effroi par l'aspect de tous les objets repoussants qu'il aperçoit autour de lui, il se précipite comme un furieux sur l'opérateur, avec lequel il engage une lutte corps à corps. Cependant le sang coulait toujours avec force; de sorte que le soldat tomba en syncope, et resta sans défense entre les mains de son vainqueur, qui s'empressa d'arrêter l'hémorrhagie. Quelques jours après, le malade était complètement rétabli.

Le même auteur cite une autre observation plus curieuse, dont nous ne pouvons donner ici qu'un récit très-succinct. Un médecin anglais, atteint d'une maladie chronique, tombe dans un état de prostration complète : sa vue était éteinte, la parole et même la respiration impossibles, ses membres se refusaient à tout mouvement ; et pourtant son intelligence avait conservé toute sa force, son ouïe toute sa finesse. Bientôt il entend autour de lui les sanglots de sa famille désolée, et il comprend qu'on le croit mort. De longues heures s'écoulent pour lui au milieu des angoisses; il sent toute l'horreur de sa position, sans qu'il lui soit possible de faire un signe pour indiquer l'erreur dont il va être victime. On l'enveloppe d'un linceul, on le dépose dans une bière, et c'est seulement quand il entend le bruit des coups de marteau, que, par un effort suprême, il vient à bout de briser les liens qui enchaînaient en lui les manifestations extérieures de la vie. Ce médecin a laissé une narration fort détaillée de toutes les sensations physiques et morales qu'il éprouva dans cette circonstance.

J'ai trouvé dans une Revue scientifique, publiée à Londres, des détails donnés par un jeune Anglais sur une attaque de catalepsie qu'il éprouva, et pendant laquelle il fut enterré, exhumé et presque disséqué. Comme ce fait, très-concluant relativement à ce que je veux démontrer, est en outre accompagné d'incidents fort extraordinaires, j'ai pensé qu'il serait bon d'en donner ici une analyse. Je laisse le *patient* parler lui-même.

« A la suite de fatigues long-temps soutenues, je fus atteint d'une fièvre nerveuse qui épuisa rapidement le reste de mes forces. Chose étrange! il me semblait que la vie, qui abandonnait peu à peu mon corps, se réfugiait tout entière dans mes facultés morales. Réduit au dernier degré de l'atonie physique, jamais je n'avais éprouvé plus de force, ou même plus d'exaltation morale. Le moment de la crise définitive arriva : je me sentis comme emporté dans un tourbillon lumineux, au milieu duquel flottaient les figures les plus fantastiques; et tandis que mon corps était agité de frissonnements convulsifs, à mes oreilles retentissaient les éclats et les sifflements d'une affreuse tempête. Je me cramponnais de toutes mes forces à la vie qui paraissait vouloir m'échapper, lorsque enfin mes sensations devinrent si confuses, que je m'abandonnai malgré moi à cet état qui n'était pas sans quelque douceur, et je perdis bientôt tout sentiment de l'existence. Je ne sais combien de temps j'étais demeuré ainsi, quand tout-à-coup je me réveillai dans un calme presque extatique : mon corps était parcouru par une foule de sensations voluptueuses, et mes sens, ainsi que mon intelligence, m'étaient complètement rendus. En ce moment, le médecin, s'étant approché de mon lit, laissa échapper ces mots : *Tout est fini!* puis, il recouvrit ma figure d'un drap, et mes oreilles furent frappées par les sanglots de ma famille éplorée. Alors je voulus parler, faire un mouvement ; je sentis avec horreur que ma langue était fixée à mon palais, et que mes membres, qui percevaient parfaitement le contact des couvertures qui m'enveloppaient, enlacés par d'invisibles liens, se refusaient à exécuter le moindre mouvement.

» Le lendemain, on ensevelit mon corps, et, durant trois jours entiers, je restai exposé, pendant que les amis de ma famille venaient faire leurs visites de condoléance. J'entendais et je comprenais tout ce qui se passait autour de moi ; et, de minute en minute, j'espérais vainement que le charme fatal qui pesait sur moi allait être brisé. Le matin du quatrième jour, je fus remis aux mains des ensevelisseurs, qui me traitèrent avec la plus révoltante brutalité ; et lorsque l'un d'eux, pour me faire entrer dans une bière trop étroite, pressa de son genou ma poitrine, j'éprouvai une si cruelle torture que j'eus l'espoir un instant que la possibilité d'exprimer ma souffrance m'allait être rendue. Il me fallut encore y renoncer. La bière fut recouverte, et j'entendis bientôt le grincement des clous qui s'enfonçaient lentement dans le bois. Il me serait impossible de trouver des termes pour exprimer ce que mon ame contenait alors de terreur et de désespoir. Chaque coup de marteau vibrait douloureusement dans ma tête, comme un glas funèbre m'annonçant le destin qui m'était réservé. Encore, si j'avais pu crier ! si, même sans espoir d'être entendu, j'avais pu pousser quelques gémissements ! Mais non ; tandis que ma poitrine et mes épaules étaient écrasées dans un étroit espace, tandis que je sentais ma tête et mes membres meurtris et déchirés par le dur contact et par les aspérités de la bière, il me fallait rester immobile et sans voix. Je n'aurais jamais cru que, sans se briser, un cœur pût être labouré par d'aussi épouvantables angoisses. Bientôt on me souleva, on me déposa sur le char funèbre qui se mit en marche, et on arriva au cimetière. En ce moment, je voulus tenter un dernier effort ; mais ce fut toujours en vain. Je me sentis balancer au-dessus de la tombe qui allait m'engloutir, et, tandis qu'on me descendait lentement, je distinguais le bruit que faisait le cercueil en froissant les quatre murailles de terre.

» Quand je fus parvenu au fond de la fosse, j'entendis la voix grave et solennelle d'un ami : il m'adressait un tendre adieu, qui parvint jusqu'à moi, comme un dernier écho des bruits de la terre ; et bientôt un fracas épouvantable, qui s'éteignit peu à peu, comme les roulements lointains du tonnerre, m'annonça que ma tombe venait d'être comblée. Tout était donc fini ! j'étais pour jamais séparé des vivants. Comment ne suis-je point mort en cet instant terrible !

» Je ne sais combien de longues heures je restai ainsi. J'avais espéré que mes angoisses ne seraient pas de longue durée, et qu'une prompte asphyxie éteindrait et mes sensations et mon existence. Je m'étais encore trompé. Je ne pouvais faire aucun mouvement, mon cœur ne battait pas, ma poitrine n'était soulevée par aucune inspiration, et pourtant je vivais, car je souffrais; je vivais, car mon intelligence ainsi que ma mémoire n'avaient rien perdu de leur énergie. Cependant, mes tristes pensées furent interrompues par un bruit lointain, qui d'abord me plongea dans une anxiété dont je ne pouvais me rendre compte. Le bruit se rapprocha insensiblement, et je sentis mon cercueil arraché des entrailles de la terre. On l'ouvrit, et je perçus l'impression d'un froid pénétrant; impression qui me parut pourtant délicieuse, illuminée qu'elle était par un rayon d'espérance. On me transporta pendant long-temps, puis on me laissa lourdement tomber sur un marbre humide et glacé. Alors j'entendis autour de moi une multitude de voix. Des mains me palpaient en tous sens, et un de mes yeux ayant été ouvert par hasard, je me vis au milieu d'un amphithéâtre de dissection (*), et entouré d'un grand nombre de jeunes

(*) On peut s'étonner à bon droit de voir que, en Angleterre, où dans tous les temps on a rencontré des médecins et des chirurgiens du premier mérite, le gouvernement n'ait pas songé à organiser un système complet d'études médicales. Cet oubli est poussé à un tel point, qu'il n'y existe pas de salles *publiques* de dissection : on se borne à faire des cours d'anatomie; mais les jeunes étudiants ne peuvent pas obtenir des hôpitaux des cadavres pour disséquer. Ceux qui veulent le faire sont obligés de dérober, pendant la nuit, les corps dans les cimetières, en trompant la surveillance des gardiens ou en les corrompant. Il en résulte que les fossoyeurs font un trafic clandestin de cadavres, et que nulle famille ne peut avoir la certitude que les corps de ses proches ne seront pas vendus pour être disséqués. Mais chaque corps se vend ordinairement dix ou

gens, parmi lesquels je reconnus deux de mes anciens compagnons de plaisirs. Je ne saurais dire si, en cet instant, la terreur l'emportait en moi sur la joie. Certes, ma situation était devenue moins cruelle; car il pouvait se faire que les expériences auxquelles on allait me soumettre me rendissent à la vie, ou, au moins, elles devaient me donner promptement la mort.

» On résolut d'abord de me galvaniser. L'appareil fut préparé, et, à la première décharge du fluide, mille éclairs jaillirent devant mes yeux, et une commotion terrible ébranla tout mon être. La seconde décharge fut plus énergique encore : je sentis tous

douze guinées ; de sorte qu'il n'y a guère que les étudiants riches qui puissent s'en procurer, et même rarement. Quant aux autres, ils sont obligés de se borner à étudier dans des traités spéciaux. Or, on sait que l'anatomie ne peut pas plus s'étudier fructueusement dans des livres que toute autre branche des sciences naturelles. Pour qui comprend que la connaissance parfaite de la topographie du corps humain est indispensable à la physiologie, et que ces deux sciences sont les premières bases des fortes études médicales, aussi bien que chirurgicales, il demeure évident que leur absence entraîne d'immenses inconvénients. En effet, la plupart des étudiants s'attachent à un ancien médecin dont ils préparent les ordonnances, et qu'ils accompagnent quelquefois dans leurs visites à leurs malades, et, au bout d'un certain temps, après un examen superficiel, ils exercent à leur tour, sous le modeste titre de *Apothecaries.* (Ce mot n'a pas la même acception que le mot français *Apothicaire :* il correspond à notre titre d'*officier de santé.*) Aussi le titre de docteur en médecine est-il d'autant plus honorable en Angleterre qu'il est plus rare, et ceux qui veulent l'obtenir sont obligés de venir en France suivre des cours complets.

mes nerfs vibrer comme les cordes d'une harpe, et mon corps se dressa sur son séant, les muscles contractés, les yeux ouverts et fixes. J'aperçus, en face de moi, mes deux amis, dont les traits exprimaient l'émotion et la douleur, et ils demandèrent avec instance que l'on mît fin à ces hideuses expériences (*). On m'étendit alors sur la table de marbre; le professeur s'approcha de moi, le couteau à la main, et me pratiqua une légère incision sur les téguments de la poitrine. Au même instant, une révolution épouvantable s'opéra dans tout mon corps; je poussai un cri terrible, en même temps que les assistants laissaient échapper des exclamations d'horreur. Les liens de la mort étaient brisés : j'étais enfin rendu à la vie! »

Il fut un temps où il était d'un usage général d'enterrer les personnages éminents, après les avoir revêtus d'étoffes précieuses et avoir orné leurs mains de riches bijoux. Cette coutume, aujourd'hui tombée presque entièrement en désuétude, s'était, au siècle dernier, étendue de telle sorte, qu'elle avait été

(*) Ce passage fait supposer que l'événement que je raconte a dû arriver fort peu de temps après la découverte de Galvani, c'est-à-dire à une époque où l'on n'avait pas encore déterminé la durée de persistance de la contractilité musculaire après la mort. Autrement, on ne pourrait comprendre que le professeur présent à cette scène ait ignoré que le galvanisme ne devait nécessairement exercer aucune action sur le cadavre d'un individu mort depuis près de quatre jours. Plus loin, je reviendrai sur ce sujet.

adoptée par un grand nombre de familles. Le philosophisme, qui dépoétise et décolore toutes choses, en les soumettant à une froide analyse, a eu sans doute beau jeu à critiquer un semblable usage, et pourtant il me semble qu'un sentiment de respect et d'affection pouvait seul inspirer la pensée d'ensevelir, avec la dépouille mortelle d'un parent regretté, des objets précieux dont il avait aimé à se parer pendant sa vie. Quoi qu'il en soit, cet usage entraînait de graves inconvénients. Ces richesses, enfouies presque publiquement, excitaient fréquemment des sentiments de cupidité qui l'emportaient sur la vénération due aux morts. Alors quelques misérables n'hésitaient pas à violer les tombeaux, et ce sacrilége, plusieurs fois, a réparé les erreurs d'une funeste précipitation. Les auteurs en rapportent une multitude d'exemples, qui sont trop généralement connus pour que je croie utile d'en rappeler ici quelques-uns.

Si mon intention n'était que de grouper des récits dramatiques et ornés de circonstances intéressantes, je devrais m'arrêter ici : la plupart de ceux qui vont suivre seront dépouillés de tous accessoires, et n'offriront guère que des faits nus, ayant entre eux une grande analogie. Je continuerai cependant, car mon but ne serait pas atteint si je n'avais réussi près de mes lecteurs qu'à tromper l'ennui de quelques heures inoccupées. Mon désir s'est élevé plus haut : je veux ouvrir les yeux sur les conséquences fatales d'une erreur bien déplorable ; je veux appeler l'attention sur les moyens qui sont en notre pouvoir pour les éviter désormais. Les faits qui précèdent, quoique véritables, sont cependant dépourvus, sous un certain rapport, de ce qui pourrait rendre leur appréciation plus efficace ; quelques-uns d'entre eux remontent à une époque déjà fort reculée, et presque tous se sont passés loin de nos yeux, loin de nos souvenirs, c'est-à-dire en dehors de nos traditions ordinaires. Il me reste donc à démontrer que ce que nous sommes si fiers d'appeler notre civilisation avancée ne nous a point mis en garde contre ces erreurs ; que nos ordonnances de police sont impuissantes pour les prévenir (je devrais même dire qu'elles en favorisent la fréquence) ; que ces faits sont aujourd'hui aussi multipliés qu'au siècle dernier ; qu'il est possible, sans nous mettre en opposition avec les lois, sans froisser nos mœurs, sans heurter nos préjugés, nos affections, notre respect pour les morts, et sans nous écarter des prescriptions hygiéniques, il est possible, dis-je, de trouver plusieurs moyens d'empêcher la reproduction de si tristes événements.

Le récit suivant est une chronique d'*amphithéâtre*, un souvenir d'études médicales, revêtu cependant de tous les caractères de l'authenticité, et que les anciens de l'École de Médecine, où le fait a eu lieu, ne manquaient jamais de raconter aux nouveaux venus.

Une jeune femme, passant dans une rue de Rouen,

fit un faux pas, tomba à la renverse sur le pavé, et éprouva une commotion si forte, qu'elle resta sans mouvement. On la transporta immédiatement à la maison de Ste.-Magdeleine, qui était dans le voisinage. Cet établissement est à la fois un hôpital et une école secondaire de médecine, dirigée par des professeurs distingués : aussi, de tous côtés, les élèves accourent pour assister aux leçons, et se font admettre comme externes, afin de pouvoir en même temps s'exercer aux premières opérations de la chirurgie, et unir la pratique à la théorie, en suivant, au lit des malades, la visite des médecins.

Lorsque la blessée eut été déposée dans un lit, internes et externes s'empressèrent autour d'elle; et, quoique l'examen le plus attentif n'eût fait découvrir aucune autre blessure qu'une forte contusion à la partie postérieure du crâne, tous les secours qu'on lui prodigua demeurèrent sans résultat. Peu à peu la circulation et la respiration se supprimèrent, et, au bout de quelques heures, le corps, refroidi entièrement, présenta tous les symptômes de la mort. La famille de la défunte, qui avait été prévenue de ce funeste accident, s'opposa formellement au désir, exprimé par les internes, de faire l'autopsie du cadavre, près duquel, pour plus de sûreté, une parente s'établit jusqu'au moment de l'inhumation qui devait avoir lieu le lendemain, dans la soirée. Cependant les internes ne s'étaient pas tenus pour battus, et l'envie qu'ils éprouvaient d'avoir en leur possession un si *beau* cadavre (style d'anatomiste) était trop forte pour qu'ils renonçassent si facilement à sa satisfaction. Bien convaincus de l'inébranlable résistance de la famille, ils se décidèrent tout simplement (et déjà quelque peu coutumiers du fait) à aller dérober le cadavre pendant la nuit qui suivrait l'enterrement.

A ce tableau, j'entends déjà tous mes lecteurs crier à la profanation. Je ne prétends point justifier, ni même excuser ici un acte tellement répréhensible que les lois ont décrété des punitions sévères contre ceux qui s'en rendent coupables; pourtant, si l'on réfléchit que l'amour de la science seule dirigeait ceux dont il s'agit, et qu'en outre la nature de leurs études les avait familiarisés avec l'aspect de la mort au point d'éteindre en eux ce sentiment instinctif de répulsion que tout homme éprouve en présence d'un corps inanimé, peut-être alors trouvera-t-on cette détermination moins criminelle, surtout eu égard à l'époque où elle était commise. En effet, il fut un temps, encore peu éloigné, où le respect pour les morts était si grand, qu'on regardait les dissections comme des œuvres presque diaboliques, et où les médecins, qui voulaient pénétrer les mystères de la structure du corps humain, étaient obligés ou de dérober les cadavres, ou de séduire à prix d'or les préposés à la garde des cimetières, et de cacher ensuite à tous les yeux les *sujets* qu'ils s'étaient ainsi procurés. Ces usages n'ont point été supprimés brusquement, mais bien au moyen de transitions insensibles : même aujourd'hui, il existe certaines localités où les mystères des amphithéâtres se racontent comme des chroniques criminelles. Quelle que soit l'horreur que les dissections puissent inspirer aux gens du monde, s'en épouvanter serait faiblesse, et les condamner serait absurde; car un sentiment louable en lui-même dégénère en stupide préjugé, dès que sa satisfaction n'est obtenue qu'aux dépens du bien général.

J'ajouterai encore quelques réflexions qui sont une sorte de conséquence de ce que je viens d'avancer. Il n'est aucun de nous qui n'ait souvent entendu dire, qui n'ait peut-être répété lui-même que les études médicales *endurcissent le cœur*, rendent les médecins insensibles aux souffrances de leurs semblables, en un mot, étouffent en eux tout sentiment de commisération et de pitié. C'est encore là un de ces odieux préjugés qu'il importe de combattre et de détruire. C'est comme si l'on voulait prétendre que le ministère que remplit un juge exagère en lui le respect pour la loi, au point de le rendre impitoyable en face des douleurs et de la honte que doivent éprouver ceux qu'a frappés une condamnation infamante; c'est comme si l'on disait que le sacerdoce, loin d'inspirer l'indulgence et la charité, ne peut engendrer que l'intolérance et le fanatisme. La pitié est un tendre sentiment qu'il n'est point donné à tous les hommes d'éprouver au même degré; mais je suis convaincu que, toutes choses égales d'ailleurs, le médecin ressent pour les souffrances humaines une compassion d'autant plus vive, que, mieux qu'un autre, il peut en apprecier et la force et le danger. Je pourrais citer ici bien des exemples à l'appui de mon affirmation; je ne parlerai que d'un seul : M. le professeur Bégin, un des plus grands opérateurs de l'Europe, ne se dispose jamais à pratiquer une opération sans être en proie à la plus douloureuse anxiété ; et cependant sa main est ferme et son coup d'œil assuré, lorsqu'il s'acquitte d'une des fonctions de son pénible ministère ; mais constamment sa poitrine est oppressée, et une sueur froide baigne son front. J'ai souvenance d'avoir vu ses yeux remplis de larmes, en écoutant les naïfs remercîments d'un jeune soldat que sa main habile avait sauvé d'une mort certaine. Oh ! non, il n'est pas d'habitude, si invétérée qu'elle soit, qui puisse rendre insensible et dur un homme né bon et compatissant ; et si, au milieu des douleurs aiguës que fait naître leur main, les chirurgiens restent le plus souvent impassibles en apparence, c'est qu'ils sont mis en garde contre un dangereux attendrissement par la consolante pensée du bien durable qui doit résulter des angoisses d'un instant. On me pardonnera, je l'espère, cette longue digression ; car ceux qui consacrent leur vie au soulagement de leurs semblables exercent des fonctions trop respectables pour qu'on puisse me blâmer de chercher à détruire les imputations calomnieuses qui pèsent trop souvent sur eux, et à faire rendre la justice si bien due à une mission d'humanité et de dévouement.

Je reviens maintenant à nos quatre internes. Dès que la nuit fut venue, munis des instruments nécessaires, ils s'acheminent vers le cimetière, en escaladent les murs, et, en peu d'instants, le corps, extrait du cercueil, est enveloppé d'une toile grise, transporté à l'hôpital et déposé dans la chambre qu'habitaient ensemble deux de ces jeunes gens. La nuit s'achève, et, au jour, en débarrassant le corps de son enveloppe, il sembla à l'un d'eux y reconnaître des traces obscures de vie. En effet, au bout de quelques heures, les signes devinrent plus évidents, et enfin, après un certain temps, la *morte* fut rendue à la vie et à la santé. Il est probable qu'une violente commotion cérébrale, ou peut-être un épanchement dans le cerveau, résorbé plus tard, avait momentanément suspendu le phénomène mystérieux de l'innervation, et que, par suite, les fonctions du cœur, des poumons, et enfin la calorification, avaient été anéanties jusqu'à l'instant où la vie, réveillée de son engourdissement, avait pu rompre à son tour ses entraves.

Il serait facile de retrouver, dans les archives judiciaires de Rouen, le jugement qui rendit à cette femme les droits civils dont sa mort apparente l'avait privée.

Une famille du département du Calvados, jouissant d'une honnête aisance, se trouva, par un revers inattendu de fortune, réduite à un état presque voisin de la misère. Lorsque cet événement arriva, le fils, depuis près d'une année, habitait Paris, où il étudiait la médecine. Sans vouloir prétendre qu'il fût entraîné vers l'art de guérir par une de ces vocations pour ainsi dire providentielles, qui lancent fatalement quelques hommes exceptionnels dans une voie où doit se manifester leur génie, on pouvait dire cependant qu'il se sentait poussé vers cette profession par un goût décidé. A la nouvelle du désastre qui atteignait ses parents, loin de courber humblement la tête et de se déterminer à suivre une carrière d'un accès plus facile et qui pût lui offrir plus promptement les moyens de se tirer d'affaire, il prit la résolution de lutter contre la destinée et de ne renoncer au culte d'Esculape qu'à la dernière extrémité, quoiqu'il n'ignorât pas que désormais sa famille serait dans l'impossibilité de venir à son secours. Alors il redoubla d'énergie, et se mit à consacrer la plus grande partie de ses nuits à des études aussi pénibles que longues; car ses journées étaient presque exclusivement employées à donner des répétitions, à faire des copies, et à mille autres travaux ingrats et fastidieux, qui lui procuraient à peine les moyens de vivre et de payer le prix de ses inscriptions et de ses examens. Pourtant son courage ne se démentit point, et enfin, au bout de cinq années, il put retourner sous le toit modeste de son père avec son diplôme de docteur, mais vieilli et exténué par les veilles et les privations qu'il avait endurées.

Dès-lors commença pour lui une nouvelle existence, plus pénible et plus douloureuse que la première : celle d'un jeune homme abandonné à ses propres forces, et qui cherche à s'ouvrir une route que lui ferment lâchement de misérables et honteuses jalousies; celle où un mérite modeste et encore ignoré se trouve en lutte avec des médiocrités gonflées d'orgueil et d'envie; celle enfin où la franchise et la droiture succombent si souvent sous les coups perfides de la bassesse et de la duplicité. Cependant il finit par triompher, et, à 30 ans, il avait su conquérir une nombreuse clientelle, attachée à lui autant pour son caractère honorable que pour l'incontestable supériorité de son talent. Alors il se maria ; il épousa une jeune fille, dans le choix de laquelle il avait consulté plutôt ses sympathies que les avantages d'une fortune dont il pouvait désormais se passer. A ce moment, s'ouvrit pour lui un nouvel avenir, qui, selon toutes les apparences, devait lui faire oublier les mauvais jours écoulés. Possesseur d'une femme à laquelle il était uni par une affection aussi vive que réciproque, parvenu à une honorable prospérité qu'il ne devait qu'à lui-même, il avait droit d'espérer une vie heureuse, et cependant il n'en fut rien. Dans la lutte, il avait été soutenu par une énergie factice, qu'il n'avait puisée que dans son courage; mais quand pour lui l'heure du repos eut sonné, quand il semblait n'avoir plus qu'à se laisser vivre doucement, ses forces se trouvèrent épuisées; ses fatigues passées avaient déjà profondément miné sa constitution, et une terrible réaction s'opéra en lui. Pendant deux années, il ne sembla plus animé que d'une existence végétative : son ame, comme enveloppée de voiles, parut en proie à une sorte d'extase continuelle; et, sans que sa bouche eût accusé aucune souffrance, sa femme désolée le trouva, un matin, sans mouvement sur sa couche refroidie. Dans cet homme malheureux, il y avait si peu de différence entre la mort et son existence passée, que, pendant de longues heures, sa femme refusa de croire au coup qui la frappait. Enfin, quand elle fut obligée de se rendre à l'évidence, il lui sembla qu'alors que sa raison lui ordonnait d'ajouter foi à son malheur, il s'élevait en elle une voix inconnue qui lui défendait de désespérer encore. En vain ses proches tentèrent tous les moyens de l'arracher à ce spectacle déchirant: elle déclara avec fermeté que, dût son cœur se briser, elle veillerait elle-même près de celui qu'elle avait perdu, jusqu'à ce que le doute ne lui fût plus possible. Alors, le désespoir dans l'ame, mais le calme sur le front, elle s'installa près du lit mortuaire, passa dans la prière et dans les larmes quatre longues journées et quatre nuits plus longues encore, et sut défendre, avec toute l'énergie du désespoir, le corps de son mari que l'on voulait rendre à la terre. Tant de dévouement devait avoir sa récompense, et ce fut sans effroi et presque sans surprise qu'au milieu du cinquième jour, elle entendit une voix bien chère l'appeler doucement par son nom.

Le héros de cette aventure, que j'ai souvent entendu nommer, vivait encore, il y a dix ans : il était alors âgé de cinquante et quelques années, et jouissait d'une santé parfaite.

C'était par une sombre et froide nuit d'hiver. Huit heures venaient de sonner à l'horloge de St.-Nizier de Marcigny. L'église du couvent des Récollets n'était éclairée que par la flamme vacillante d'une seule lampe, et le silence n'était interrompu que par les sifflements d'un vent impétueux, qui chassait contre les vitraux quelques rares flocons de neige. Cependant, malgré la rigueur de la saison et l'heure déjà avancée, une femme d'un certain âge était pieusement agenouillée sur la pierre, non loin du maître-autel. Lorsqu'elle eut terminé sa prière, elle se leva et se disposa à se retirer. Elle avait à traverser toute la longueur de l'église assez vaste, dans laquelle venaient s'ouvrir plusieurs chapelles latérales. Cette femme était parvenue à-peu-près au milieu de la nef, lorsqu'il lui sembla entendre de lointains gémissements, mêlés au tumulte de la tempête. D'abord elle s'arrêta effrayée, et bientôt les mêmes plaintes se répétèrent encore, sans qu'il lui fût possible de savoir d'où elles partaient. Malgré le tremblement dont elle était saisie, elle osa faire quelques pas encore, et distingua une voix caverneuse, qui s'écriait par intervalles, avec un effort convulsif : Frères Récollets, venez à mon secours ! O mon Dieu, ayez pitié de moi !

En proie à une inexprimable terreur, la malheureuse femme s'élança hors de l'église, et arriva à la porte du couvent, demandant instamment à voir le prieur, qui était le directeur de sa conscience. Dès qu'elle fut en sa présence, elle lui raconta, toute palpitante encore, ce qu'elle venait d'entendre. Le prieur, qui connaissait l'austère piété de sa pénitente, et qui savait que, non contente de consacrer la plus grande partie de sa vie à la méditation et à la prière, elle se livrait habituellement à des macérations et à des jeûnes souvent exagérés, crut qu'elle avait été le jouet d'une aberration des sens, et n'attacha aucune importance à ce fait, auquel il ne pouvait trouver d'explication plausible. En conséquence, il la rassura de son mieux, et la congédia dès qu'il la vit plus calme.

Un mois après, un des Pères Récollets venait de mourir : son corps, accompagné de tous les religieux et d'une nombreuse foule de laïques, avait été porté à l'église. Dès que le service fut terminé, le cortége s'achemina vers le caveau de sépulture du couvent. Ce caveau était creusé sous l'église : on y communiquait au moyen d'un escalier qui s'ouvrait dans une des chapelles latérales, et il était fermé par une lourde pierre (*). Dès que l'on fut entré dans cette chapelle, plusieurs des assistants réunirent leurs forces pour soulever la pierre; et quand un rayon

(*) Il n'y a pas encore un siècle, que l'usage existait, en France, d'enterrer, soit sous les églises, soit dans l'épaisseur des murailles, la plupart des morts appartenant à des familles considérables par leur richesse, leur naissance ou leur position. Cette satisfaction, accordée à l'orgueil plutôt qu'à une véritable dévotion, n'était point sans dangers. De la décomposition de tous ces cadavres accumulés sous les églises, se dégageaient des gaz putrides et délétères, qui, comprimés peu à peu, finissaient par acquérir assez de force pour se frayer une voie dans l'intérieur de ces édifices. Le mal était d'autant plus grand, que ces miasmes pestilentiels se dégageaient souvent au moment des offices. Les accidents se multiplièrent à tel point, qu'en 1776, une ordonnance royale interdit cette coutume par toute la France; cependant, telle était la force du préjugé, que ce fut seulement plusieurs années après que l'ordonnance reçut une complète exécution.

Aujourd'hui même, ce pernicieux usage est encore en vigueur dans la plupart des villes d'Italie.

de lumière eut éclairé l'entrée du caveau, on vit alors un spectacle qui arracha des cris d'horreur. Un cadavre, vêtu d'une robe de moine, était sur les premiers degrés, à genoux et tombé sur la face. Ses traits avaient conservé l'expression de la plus terrible douleur. Ses poignets et ses avant-bras, déchirés de profondes morsures, attestaient que l'infortuné avait lutté, pendant de longues heures, contre les tortures de la faim. Sa robe, aux épaules, et la peau du sommet de son crâne s'étaient usées contre la pierre inflexible qu'il avait en vain tenté de soulever; et ses muscles contractés, qui se dessinaient encore en relief à travers la peau, témoignaient que la mort seule avait pu mettre un terme à ses efforts désespérés.

C'était le corps d'un jeune Frère, que l'on avait descendu dans la tombe un mois auparavant : c'étaient ses plaintes déchirantes qui avaient frappé l'oreille de la pénitente du prieur des Récollets.

Ce fait s'est passé à Marcigny (Saône-et-Loire), quelques années avant la révolution. Il existe encore dans cette ville un petit nombre de vieillards qui en ont conservé le souvenir.

Une dame d'une petite ville du département de Saône-et-Loire a joué, dans un événement du même genre, un rôle aussi important qu'heureux pour celle qui a failli en être la victime. Il y a environ quinze ans, se rendant à Chalon-sur-Saône pour visiter une personne de sa famille, elle arriva au moment où on allait enterrer la domestique, morte depuis deux jours. Elle-même avait vu souvent cette fille, qui était sa compatriote, et elle se rappela avoir entendu dire que, plusieurs fois déjà, elle était tombée dans une sorte de léthargie cataleptique, qui avait duré quelques jours, en simulant parfaitement la mort. Cette maladie avait succédé chez elle à la guérison, obtenue par des moyens empiriques, d'une épilepsie accidentelle. Cédant alors à son pressentiment ou plutôt à une pensée d'humanité, elle insista avec énergie près de ses parents pour qu'on ne négligeât aucun moyen de s'assurer de la réalité de cette mort. Ceux-ci déférèrent facilement à ces observations, et le corps, tiré de la bière, fut mis dans un lit près duquel on plaça une garde vigilante. Pendant six jours encore, aucun changement ne se manifesta : le corps offrait tous les signes de la mort, excepté qu'aucun symptôme de décomposition ne se montrait. Le septième jour, enfin, la chaleur se rétablit; les organes de la circulation et de la respiration reprirent leurs fonctions, et la *morte* revint à la vie. Elle vivait encore, il y a peu d'années, et était retournée à Louhans, sa ville natale, où les plaisants lui avaient donné le surnom de *Marie Trompe-la-Mort*.

Un de mes parents a failli être victime de l'erreur de sa garde-malade : c'est de lui-même que je tiens les détails qui vont suivre. Il était alors âgé d'environ sept ans. On sait qu'à cet âge, les enfants entrent dans la seconde période de la dentition, qui, quelquefois, met en danger leur vie, ou du moins les rend sérieusement malades, quand elle s'opère avec une trop grande rapidité. C'est ce qui était arrivé. Cette dentition avait été accompagnée d'un état inflammatoire des entrailles, qui s'était montré rebelle aux efforts de la médecine ; et, pour surcroît de mal, en peu de jours, la taille de l'enfant s'était développée dans une proportion extraordinaire. Toutes ces circonstances réunies influèrent d'une manière fâcheuse sur la santé de l'enfant, qui, fatigué par un abondant flux de sang, se vit bientôt réduit à un état d'éthisie fort alarmant. Enfin, une nuit, la garde, s'étant approchée du lit du petit malade, le trouva sans mouvement, sans respiration, et déjà presque glacé. Le lendemain, le médecin (*), en venant faire sa visite, examina rapidement l'enfant, et déclara, comme la garde, qu'il était mort. On entraîna la mère désolée loin du corps, dont l'inhumation fut fixée au soir même. Mais le pauvre petit avait une nourrice qui lui portait une affection de mère. Aussitôt qu'elle eut appris cette mort, elle accourut éplorée, et voulut le revoir et l'embrasser

(*) Quelque fréquentes qu'aient été autrefois, et que, vraisemblablement, soient encore de nos jours les inhumations précipitées parmi ceux qui ont atteint ou dépassé l'âge adulte, je ne crois pas me tromper en disant que les jeunes enfants en ont été victimes plus souvent encore. Pour se convaincre de la vérité, ou du moins de la probabilité de cette assertion, il suffit d'examiner avec attention ce qui se pratique chaque jour sous nos yeux. Il n'est personne qui n'ait remarqué qu'en général les médecins montrent peu de goût pour la médecine des enfants, à moins qu'ils n'en fassent une spécialité. On en trouve la raison dans la difficulté qu'ils éprouvent à obtenir, de leur intelligence non encore développée, des renseignements bien

une dernière fois. Elle s'approcha donc du lit où le corps reposait, et, après avoir écarté les plis du linceul qui l'enveloppait déjà, elle le saisit entre ses bras, et déposa plusieurs baisers sur ses joues pâles et froides; enfin, elle se disposa à l'ensevelir de nouveau. Elle venait de le placer sur le drap, quand elle crut remarquer un faible mouvement du petit doigt de la main gauche. A cette vue, elle poussa des cris de joie, en disant que son cher petit n'était pas mort; et elle s'installa près du corps qu'elle avait mis dans le lit et recouvert de chaudes couvertures. Bien que les personnes de la maison fussent convaincues que la bonne nourrice était dans l'erreur, on la laissa faire toutefois, puisque la chose était sans inconvénients. Ce fut heureux : bientôt les signes de vie devinrent plus évidents; vers la fin de la soirée, l'enfant reprit connaissance, et en quelques mois recouvra la santé.

Le fait suivant est emprunté à un excellent travail, intitulé *Considérations sur l'insalubrité des lieux*

précis sur le siége et la nature de leurs souffrances. Il en résulte que, quand ils sont appelés pour de pareils malades, les médecins apportent, à leur insu, une certaine indolence dans l'exercice de leurs fonctions. Enfin, lorsque l'issue de la maladie a été fatale, lorsque l'heure est venue de constater la réalité de la mort, on ne jette sur les corps qu'un coup d'œil presque distrait, comme si ces pauvres petits êtres n'avaient pas autant et peut-être plus de droits à vivre que les individus plus avancés en âge. Combien de déplorables erreurs ont dû être commises ainsi! car, dans ces moments cruels, l'amour maternel ne peut plus veiller sur les berceaux abandonnés.

de sépulture, par M. le docteur Bourée, président du comité de salubrité de la ville de Châtillon (Côte-d'Or) :

« Un événement, arrivé le 1.er mars 1832, dans une des communes de notre arrondissement, fournit un exemple déplorable de l'insuffisance des réglements ordinaires pour prévenir les obsèques prématurées. A Voulaines, une femme hydropique tomba en syncope : on la crut morte ; elle fut ensevelie et mise dans un cercueil. Après le laps de temps prescrit, le convoi funèbre allait s'acheminer vers le cimetière, lorsque les porteuses de la prétendue morte crurent distinguer des mouvements dans le cercueil, et bientôt entendirent des gémissements étouffés. On fit à l'instant ouvrir la bière ; la femme fut replacée dans son lit, où elle a survécu encore treize heures. »

Le 15 octobre 1842, un cultivateur des environs de Neufchâtel (Seine-Inférieure) monta dans un fenil au-dessus de sa grange, pour se coucher, comme à l'ordinaire, au milieu du foin. Le lendemain matin, l'heure habituelle où il se levait étant passée, sa femme voulut reconnaître le motif de son retard ; elle alla le joindre, et le trouva mort. Ses cris attirèrent le voisinage : on s'empressa, on voulut tenter quelques secours, mais en vain. Enfin, la mort ayant été constatée, on ensevelit le corps, et on le laissa dans l'endroit même où l'événement avait eu lieu. Plus de vingt-quatre heures après, le moment de l'enterrement étant arrivé, les porteurs chargés des sépultures le déposèrent dans une bière qui fut fermée, et se mirent à descendre lentement, en portant le cercueil, une sorte d'échelle. Tout-à-coup un des échelons vint à casser; et l'on vit rouler ensemble et les porteurs et le cercueil, qui s'ouvrit dans sa chute. Cet accident, qui aurait pu être fatal à un vivant, devint, au contraire, favorable au *mort*, qui, réveillé de sa léthargie par la commotion, revint à la vie et s'empressa de se débarrasser de son linceul, aidé par ceux des assistants que sa résurrection imprévue n'avait pas mis en fuite. Une heure après, il reconnaissait tous ses amis, ne se plaignait que d'un peu d'embarras dans la tête, et, le lendemain, il se sentait en état de reprendre ses travaux.

A-peu-près à la même époque, un habitant de Nantes succomba après une longue maladie. Les héritiers firent faire un magnifique enterrement, et, pendant que l'on chantait un *Requiem*, le *mort* revint à la vie, et s'agita dans son cercueil placé au milieu de l'église. Transporté chez lui, il recouvra bientôt la santé. Quelque temps après, le curé, qui ne voulait pas perdre le prix des funérailles qui lui avaient été demandées, adressa une note assez lourde à l'ex-mort, qui refusa de payer, et renvoya le curé aux héritiers qui avaient ordonné le convoi. Il en est résulté un procès, au sujet duquel les feuilles publiques se sont longuement égayées.

Un fait analogue au précédent avait eu lieu à Clermont-Ferrand, en 1773. Un voyageur, qui s'était arrêté dans une auberge, fut trouvé dans son lit, frappé de mort subite. On appela le curé, qui fit inventorier les effets, parmi lesquels était une bourse contenant cent louis, et dont il s'empara. En retour, il prépara un enterrement pompeux, auquel il appela tous les ecclésiastiques du voisinage, qui furent conviés à un splendide festin, pour clore dignement la cérémonie. Cependant on avait compté sans le *mort*, qui revint à la vie au moment d'être enterré. Le curé chercha alors à lui persuader qu'il devait payer les frais des préparatifs faits en son honneur ; mais en vain il invoqua, pour stimuler sa générosité, les sentiments de bonheur et de reconnaissance que devait exciter en lui sa résurrection : le voyageur se montra obstiné, et exigea impérieusement son argent, qu'il fallut bien lui rendre.

Dans le courant de l'année 1842, un habitant d'une des communes du département de la Charente-Inférieure succomba après une maladie de peu de durée. C'était un simple garde-champêtre, sans famille, sans aisance, sur lequel aucune larme n'avait été versée. A peine refroidi, son corps est extrait de son lit et déposé sur une paillasse recouverte d'un mauvais drap. Une vieille femme salariée est chargée de garder ce pauvre lit mortuaire, pour se conformer à l'usage de la veillée du mort. Aux pieds du corps se trouvaient une branche de buis plongée dans un vase rempli d'eau bénite, et un cierge de cire jaune, destiné à éclairer cette lugubre scène. Vers le milieu de la nuit, la vieille gardienne, cédant à un insurmontable besoin de sommeil, s'endormit profondément. Deux heures après, elle s'éveillait au milieu des flammes d'un incendie qui avait gagné ses vêtements. Elle s'élança dehors, appelant au secours, de toutes ses forces ; et les voisins, accourus à ses cris, virent bientôt sortir de la masure enflammée un spectre nu, se traînant avec peine sur ses jambes couvertes de brûlures. Pendant le repos de la vieille femme, une flammèche était probablement tombée sur la paillasse, et l'incendie développé avait à la fois rappelé la gardienne de son sommeil et le garde-champêtre de sa mort apparente. Celui-ci, secouru à temps, guérit de ses brûlures et fut rendu à la santé.

Dans le cours du mois de novembre 1842, un convoi funèbre s'acheminait vers le cimetière d'une des communes du département de l'Hérault. Ce convoi était celui d'une sage-femme, morte la veille. Tout-à-coup, les porteuses s'arrêtent épouvantées ; elles ont senti une sourde agitation se manifester dans l'intérieur du cercueil. Bientôt les mouvements redoublent ; des cris étouffés se font entendre. On ouvre la bière : en effet, la malheureuse que l'on allait enterrer était vivante, et venait de reprendre toute sa connaissance. On s'empresse de la reporter chez elle ; on lui prodigue tous les secours, mais en vain : la terreur profonde qu'elle avait éprouvée en revenant à elle l'avait frappée d'un coup mortel, et, trois jours après, elle payait de sa vie la funeste précipitation de sa famille.

Un habitant de la commune d'Eymet, arrondissement de Bergerac, département de la Dordogne, était atteint depuis long-temps d'une maladie chronique peu grave en elle-même, et dont le symptôme le plus pénible était une insomnie continuelle, qui ne permettait pas au pauvre malade de goûter un instant de repos. Fatigué de cet état, il se décide à faire venir, de la ville la plus rapprochée, un médecin jouissant de quelque réputation, qui prescrit des pilules dans lesquelles l'*extrait d'opium* entrait en proportion assez considérable, en recommandant au malade d'en user avec précaution, c'est-à-dire de n'en prendre chaque jour qu'une quantité déterminée. Le malade, imbu de ce malheureux préjugé, trop répandu dans certaines classes de la société, qu'un médicament produit de bons résultats en raison directe de la quantité que l'on en prend, avala en une seule fois la dose de plusieurs jours. Bientôt il tomba dans un profond sommeil, dont il n'était pas sorti plus de vingt-quatre heures après. On appelle le chirurgien du village, qui trouve le corps sans chaleur, le pouls éteint. Il ouvre successivement la veine aux deux bras, et n'obtient que quelques gouttes d'un sang noir et presque coagulé. Le malade est mort, il n'y a pas à en douter. Le chirurgien se retire, et, le lendemain, on procède à l'inhumation. Cependant, au bout de quelques jours, de nouveaux renseignements font découvrir l'imprudence que le malheureux avait commise en usant avec excès des pilules narcotiques qui lui avaient été prescrites. On commence à soupçonner une partie de la vérité. Une sourde rumeur se manifeste parmi les habitants de la commune, qui demandent à grands cris et obtiennent enfin l'autorisation de procéder à l'exhumation. On se porte en foule au cimetière ; on extrait le cercueil, on l'ouvre, et le plus affligeant spectacle frappe tous les regards consternés : l'infortuné s'était retourné dans sa bière ; le sang, qui avait coulé des deux veines ouvertes, avait baigné son linceul ; ses traits convulsés et ses membres crispés attestaient l'horreur du supplice qu'il avait enduré avant de mourir. Ce fait s'est passé pendant le mois de décembre 1842.

Le 20 février 1843, on préparait l'enterrement d'une dame de la ville de Caen, qui avait paru succomber après une assez longue maladie. Déjà les tentures funèbres avaient été placées à la porte de sa maison, et le cortége de l'église était en marche pour venir la chercher. Deux hommes prennent le corps pour le déposer dans le cercueil placé près du lit mortuaire, lorsque la prétendue morte fait un mouvement dans leurs mains, et sort de la profonde léthargie où elle était plongée. Depuis ce moment, elle s'est parfaitement rétablie.

Lorsque, en 1786, Thouret, doyen de la Faculté de médecine de Paris, fut chargé de l'assainissement de l'ancien charnier des Innocents, il fit exhumer une immense quantité de cercueils, dans plusieurs desquels se trouvaient des squelettes qu'à leurs positions, aux poignées de cheveux arrachés et sur lesquels leurs doigts s'étaient refroidis, on pouvait supposer être ceux d'individus qui avaient été enterrés vifs. Ce spectacle inspira à ce savant une si grande terreur, que, par testament, il ordonna une foule de précautions pour se mettre à l'abri d'un semblable destin.

Il me serait facile de multiplier les citations presque à l'infini. Je crois pourtant devoir m'arrêter ici, car les dimensions de cet ouvrage m'imposent des limites qu'il serait superflu de franchir. Parmi les faits innombrables qui étaient à ma disposition, j'ai fait un choix dans lequel j'ai été dirigé par des motifs que je dois exposer. Il m'a semblé que si, d'une part, je devais grouper une quantité assez imposante de récits pour porter la conviction dans l'ame des plus incrédules, de l'autre, je devais, autant que possible, éviter des répétitions fastidieuses, et mettre en action le plus grand nombre des causes qui peuvent occasionner la mort apparente, avant d'arriver à leur énumération théorique.

Parmi les faits que j'ai signalés, deux ou trois seulement m'appartiennent en propre, c'est-à-dire, m'ont été transmis directement ou indirectement par ceux qui y ont joué le rôle principal ; on les reconnaitra facilement : quant aux autres, je les ai puisés dans les auteurs ou dans des traités spéciaux, et les plus modernes ont été extraits des journaux des localités dans lesquelles ils ont eu lieu. Il est possible que quelques-unes de ces *observations* ne paraissent pas revêtues d'un suffisant caractère d'authenticité : s'il en est ainsi, je ne croirai pas cependant devoir m'en inquiéter, car il en restera toujours un assez grand nombre aux sources desquelles il serait facile de remonter. J'ajouterai encore qu'il s'en faut de beaucoup que je sois le premier auquel il soit venu à la pensée de s'élever contre le danger des inhumations précipitées, et je dois supposer que l'impression salutaire qui résultera, je l'espère, de la lecture de cet opuscule, deviendra plus profonde quand j'aurai corroboré mon affirmation de l'autorité de plusieurs hommes aussi recommandables par leur caractère que par leur célébrité, et qui étaient plus compétents que moi dans la matière.

Dès l'antiquité la plus reculée, le danger des morts apparentes avait été reconnu par les philosophes et les médecins. Démocrite et Héraclide de Pont ont écrit sur ce sujet des ouvrages dont il reste quelques vestiges. Pline a fait un livre sur ceux qui sont revenus à la vie pendant qu'on leur rendait les derniers devoirs. Platon et Asclépiade rapportent plusieurs observations de la même nature. Kirchmayer, Beyschlag, Louis, Janin, Durande, Pinneau, Thierry, Gardanne, Curry et beaucoup d'autres, ont publié, sur le même objet, des traités spéciaux. Winslow, qui avait failli être victime d'une semblable destinée, puisque deux fois il avait été enseveli vivant, proposa, en 1740, à la Faculté de médecine de Paris, pour sujet de thèse, « les moyens les plus propres à reconnaître la réalité de la mort. » C'est ce sujet que Bruhier a traité avec une supériorité incontestable. Hufeland a publié, en 1762, une dissertation intitulée : *Sur l'incertitude des signes de la mort, et sur un moyen infaillible de n'être pas enterré vivant.* Cette dissertation produisit en Allemagne une sensation si profonde et si générale, qu'elle donna lieu d'abord, de la part des gouvernements, à la promulgation de plusieurs ordonnances plus ou moins sages, et, enfin, à l'adoption du moyen que Hufeland avait préconisé. Il n'est personne qui ne se sente frissonner de terreur en apprenant que Bruhier seul a rapporté 181 faits dont voici le détail : 52 personnes enterrées vivantes; 4 ouvertes avant leur mort; 53 revenues spontanément à la vie, après avoir été renfermées dans le cercueil, et 72 réputées mortes, et qui sont sorties de leur sommeil léthargique à un moment plus ou moins rapproché de celui où on allait les ensevelir.

Le docteur Vigné, de Rouen, mort depuis deux ans à peine, et savant distingué, qu'une longue et honorable carrière recommandait au respect de ses concitoyens, s'était longuement occupé de cette question, sur laquelle, peu de temps avant sa mort, il avait publié un excellent ouvrage. Convaincu de l'insuffisance des moyens que possède la science pour reconnaître la réalité de la mort, il avait ordonné par testament que son corps ne fût enterré que plusieurs jours après son décès.

Quand on songe au concours de circonstances extraordinaires qui sont indispensables pour que de tels événements arrivent à la connaissance des hommes; quand on songe que, malgré toutes ces difficultés, des masses de faits ont été recueillies, peut-on estimer le nombre des malheureux dont les cris de désespoir ont été étouffés par la terre qui les recouvrait ?

Je consacrerai le prochain chapitre à l'exposition théorique des principales affections qui, dans quelques circonstances, peuvent avoir pour terminaison la mort apparente. J'ai cru qu'il n'était point inutile de faire suivre la plupart d'entre elles d'un petit nombre d'exemples très-succinctement racontés, persuadé que ces exemples rendraient moins abstraite, et, par conséquent, plus facile à retenir une énumération de maladies qu'il était impossible de dépouiller entièrement des aridités de la science.

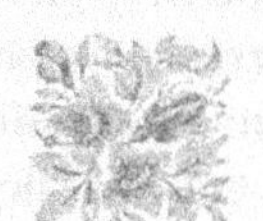

CHAPITRE III.

TABLEAU DES MALADIES ET DES DIFFÉRENTS ÉTATS QUI PEUVENT OCCASIONNER LA MORT APPARENTE.

Je vais, maintenant, passer rapidement en revue les diverses affections qui peuvent faire tomber l'homme dans un état de mort apparente. Mais comme j'écris pour les gens du monde, et non point pour les médecins, je ferai entrer dans ce tableau plusieurs maladies qui ne pourraient que fort rarement induire en erreur les hommes de l'art. Je m'abstiendrai autant que possible d'employer des termes scientifiques, et l'on ne devra point s'attendre à trouver ici un tableau complet, c'est-à-dire comprenant les symptômes caractéristiques et différentiels, des divers états pathologiques que je vais examiner.

Apoplexie. — Les diverses formes de l'apoplexie peuvent, quand elles existent à un certain degré, simuler la mort. Lorsqu'un épanchement, d'une nature quelconque et quelque peu considérable, a eu lieu dans le cerveau, la compression exercée sur ce plus important des centres nerveux abolit l'innervation : alors la circulation et la respiration cessent ou du moins deviennent imperceptibles. Pour peu que cet état se prolonge, la chaleur animale peut disparaître entièrement de la périphérie du corps, et la petite quantité qui continue à se produire se concentre sur les organes internes. Les anciennes archives de la médecine citent un grand nombre d'apoplectiques revenus à la vie après un, deux ou même trois jours de mort apparente. *A. Lusitanus* rapporte l'observation d'une jeune fille qui, après une attaque d'apoplexie, fut réputée morte pendant deux jours. Elle ne dut la vie qu'à la tendresse de sa mère qui s'opposa à ce qu'on l'enterrât. Ce ne fut qu'au milieu du troisième jour qu'elle reprit connaissance. *Z. Lusitanus* cite l'observation d'un apoplectique qui revint à la vie dans le cercueil où on l'avait enfermé après vingt-quatre heures de mort apparente. Les plus célèbres médecins anciens et modernes sont tous d'accord pour conseiller de suspendre, pendant 60 ou 72 heures, l'inhumation des individus qui ont succombé à cette affection.

Asphyxie. — Les différents genres d'asphyxie peuvent souvent faire croire à la mort. Dans l'asphyxie par strangulation, la compression exercée autour du cou étreint les vaisseaux sanguins, et amène des symptômes analogues à ceux de l'apoplexie. On connait plusieurs histoires de pendus qui, n'ayant éprouvé ni luxation des vertèbres, ni rupture dans la moelle épinière, n'ont été détachés de la potence que long-temps après leur supplice, et sont néanmoins revenus à la vie, au moment où tout portait à penser qu'ils étaient morts. L'asphyxie par submersion en offre des exemples plus nombreux encore. Il n'est pas rare de voir des individus en sueur, tombés dans une eau très-froide, y séjourner plusieurs heures, et cependant reprendre connaissance long-temps après en avoir été retirés. Au moment de cette brusque transition d'une grande chaleur à un froid intense, un profond évanouissement se déclare; le système nerveux est stupéfié; le besoin de respirer ne se fait plus sentir; la circulation, par conséquent, s'arrête; les individus semblent morts: et pourtant la vie existe encore à un état latent, qui peut ainsi se prolonger jusqu'à deux jours. Dans tous les cas analogues, il convient donc de ne point se hâter de croire à la mort, et de continuer, avec une longue persévérance, des secours bien dirigés, qui pourront quelquefois réussir. On citerait mille exemples de submergés rendus à la vie contre toutes probabilités et après un très-long espace de temps.

Je ne dois point négliger de dire ici quel compte important il faut tenir des asphyxies qui se produisent chez les individus plongés au milieu d'une masse d'air non respirable. Les erreurs, toutes choses égales d'ailleurs, seront moins fréquentes envers ceux qui auront été soumis à l'action d'un gaz délétère par lui même, comme l'hydrogène sulfuré, l'hydrogène arsénié, qu'envers ceux qui auront respiré des gaz ne possédant d'autre propriété malfaisante que celle de ne pouvoir remplacer l'air atmosphérique, comme, par exemple, les gaz carboniques ou le bi-oxide d'azote. Les premiers tomberont frappés de mort réelle à l'instant même; les autres ne seront souvent atteints que d'une mort apparente, qui s'explique facilement par l'*engouement* du poumon gorgé de sang noir. J'ai vu un vigneron qui m'a assuré qu'après une asphyxie causée par le gaz acide carbonique, il était resté inanimé pendant 30 heures. Sa famille et son médecin le croyaient mort, et cependant il se porte aujourd'hui parfaitement. Les vignerons et les brasseurs, près de leurs cuves en fermentation, les cureurs de puits, les mineurs, etc., sont, plus que qui que ce soit, exposés à ces accidents, et lorsqu'ils en sont frappés, on ne saurait montrer trop de prudence et de réserve.

Catalepsie. — Lorsque la catalepsie générale et complète a été produite par un état de pléthore, ou par l'action, long-temps prolongée sur l'économie, d'un froid intense, elle peut alors donner naissance à des symptômes analogues à ceux de l'apoplexie très-avancée, et, par conséquent, simuler la mort. Un médecin exercé reconnaîtrait seul cet état bizarre, en constatant la tension automatique des muscles et la faculté dont jouissent les membres de conserver, pendant un certain temps, les positions qu'on leur donne.

Congélation. — On sait quels sont les effets produits sur l'économie animale par l'action prolongée d'un froid vif. Les individus qui y sont soumis éprouvent d'abord une lassitude générale, un sentiment profond de faiblesse et un irrésistible besoin de se livrer à un sommeil précurseur de la mort, et auquel ils s'abandonnent cependant, quoiqu'ils n'en ignorent point les dangers. Ils tombent alors dans un engourdissement qui, pour eux, n'est pas sans charmes. Quelques-uns passent brusquement de ce sommeil à la mort ; quelques autres résistent plus long-temps. Chez ces derniers, le système nerveux est frappé d'une stupeur profonde ; la circulation devient imperceptible ; la respiration n'est plus entretenue que par un mouvement tout-à-fait inappréciable du diaphragme, et auquel les côtes cessent de participer ; les membres deviennent inflexibles, les muscles durs et tendus : le malheureux, réduit en cet état, n'a plus aucune conscience de son existence ; et, bien que la vie ne soit pas entièrement éteinte, le corps néanmoins présente avec un cadavre une ressemblance si frappante, que le médecin le plus exercé n'oserait, *à priori*, prononcer un jugement. On connait un nombre considérable de faits de ce genre, qui se sont passés pendant la retraite de Russie, et il n'y a guère d'hiver où les habitants de nos montagnes ne puissent en enregistrer quelques uns. Quand un homme est parvenu à ce degré de congélation, la vie peut encore se soutenir pendant long-temps, sans manifestations extérieures. *Pia* rapporte l'histoire d'un grenadier qui, à Strasbourg, fut trouvé gelé dans la rivière. Son corps présentait toutes les apparences de la mort, et déjà on se disposait à l'enterrer, lorsqu'un jeune chirurgien eut l'idée de tenter quelques secours, qui furent couronnés du plus heureux succès. *Savari* affirme que l'on a vu des individus gelés, rendus à la vie au bout de deux jours. *Reeve* cite plusieurs observations d'individus revenus à l'existence après être restés plusieurs jours ensevelis sous la neige. Les religieux du Mont-St.-Bernard ont eu souvent le bonheur de sauver des infortunés que d'autres hommes moins expérimentés eussent laissé mourir. C'est précisément dans ces circonstances qu'il convient de se défier d'une funeste précipitation, car ici la science elle-même est aveugle, et la patience ainsi que des secours très-sagement administrés feront souvent des miracles.

Épidémies. — Les épidémies ont dû, dans tous les temps, engendrer, en innombrable quantité, les erreurs contre lesquelles je voudrais prémunir mes lecteurs. Les auteurs en citent beaucoup d'exemples. *Zacchias*, médecin romain, rapporte que, à une époque où la peste sévissait avec une extrême violence, un jeune homme, atteint de la maladie, fut transporté à l'hôpital du St.-Esprit, et bientôt tomba dans une syncope si complète qu'on le crut mort et qu'on le jeta, avec d'autres cadavres, dans une barque qui les conduisait au milieu du Tibre où on les précipitait. Au moment où on allait le jeter dans le fleuve, le jeune homme donna quelques signes de vie, et fut reporté à l'hôpital. Quelques jours plus tard, il retomba dans le même état, et comme on se rappelait ce qui lui était déjà arrivé, on le conserva plus long-temps et on l'examina avec le plus grand soin. Cependant sa mort parut enfin si évidente qu'on le fit de nouveau porter au Tibre. Dans le trajet, il revint encore à la vie, et rentra à l'hôpital d'où il sortit parfaitement rétabli.

Simon Goulart nous a transmis l'histoire d'une dame de Cologne, nommée Reichmuth Adolch et femme d'un consul. Pendant une épidémie qui enleva le plus grand nombre des habitants, elle fut frappée par la maladie, réputée morte, et enterrée. On lui avait laissé au doigt un anneau qui tenta la cupidité du fossoyeur. Pendant la nuit suivante, il déterra la femme, qui revint à la vie. Elle se rétablit entièrement, et vécut encore plusieurs années. Après sa mort, on lui érigea un monument pour perpétuer le souvenir de sa merveilleuse histoire. « Pour souvenance » de ce que dessus, dit *Goulart*, fuct érigé un grand » tableau sur le sépulchre, où l'histoire y mentionnée » est pourtraicte artistement et descrite en vers alle- » mands. »

Les faits de cette nature sont extrêmement multipliés, et on comprend facilement la raison de cette fréquence. D'une part, les maladies qui règnent épidémiquement sont presque toutes putrides et adynamiques, et cette adynamie, lors même qu'elle ne serait pas inhérente à la nature de l'affection, se développerait encore dans le plus grand nombre de cas, sous les influences de l'anxiété et de l'épouvante dont sont frappés les malades dès qu'ils se sentent atteints. On peut même dire que cette anxiété et cette épouvante agissent d'une manière doublement fâcheuse sur ceux mêmes contre lesquels le fléau ne sévit pas d'abord. En effet, d'une part, il est reconnu qu'elles prédisposent à contracter la maladie régnante et à la faire déclarer avec plus d'intensité; d'autre part, en proie à une terreur panique, l'homme n'est plus guère impressionnable qu'aux dangers qui le menacent. C'est alors que l'égoïsme se révèle sans honte, que le mourant est abandonné sans secours, et que le mort, encore tiède, est précipité dans une fosse commune, sans exciter aucun regret. Disons cependant que si l'oubli des plus saints devoirs de l'humanité pouvait quelquefois être excusable, ce serait dans ce cas; car c'est alors que l'hygiène publique élève sa voix impérieuse pour commander aux survivants de fuir autant que possible les exhalations septiques que dégagent en très-peu d'heures les cadavres, et dont l'action délétère ajouterait encore à l'énergie du fléau dévastateur. On conçoit donc que le désir, la nécessité d'éloigner le plus promptement possible tous les foyers d'infection, ordonnent d'enterrer rapidement les morts. Or, le danger qu'entraine cette rapidité n'est pas le seul : il est des épidémies qui donnent à ceux qui en sont atteints un aspect aussi et même plus repoussant que celui d'un cadavre. Rappelons-nous le choléra qui a sévi en France, et surtout à Paris, avec tant de rigueur. Lorsque la période algide était arrivée, le corps devenait raide et froid, la respiration semblait disparaître; la figure, renversée, se couvrait, ainsi que le corps, de teintes violacées; les lèvres semblaient desséchées contre les dents, la peau se flétrissait partout, et les yeux, profondément enfoncés dans les orbites, devenaient flasques et vitreux comme ceux d'un cadavre depuis long-temps refroidi. Combien moi-même n'ai-je pas vu de jeunes hommes qui, la veille, beaux, pleins de vie et d'avenir, se tordaient convulsivement le lendemain sur leur couche immonde, et que, quelques heures plus tard, des mains indifférentes précipitaient dans un tombereau que l'on allait ensuite vider dans une fosse immense, remplie de chaux vive!... Tous étaient-ils véritablement morts?... Me dira-t-on qu'un malheureux, réduit à cet état, était immanquablement voué au trépas?... Ah! combien il serait ignorant des ressources prodigieuses de la nature, celui qui oserait se flatter de porter toujours des jugements infaillibles sur la destinée des malades les plus désespérés!

Épilepsie. — Chacun sait que cette terrible maladie, si souvent incurable, va presque toujours en augmentant d'intensité, qu'elle soit congénitale ou accidentelle. Lorsqu'elle est parvenue à un haut degré de développement, elle peut donner lieu à-peu-près aux mêmes symptômes que l'apoplexie, c'est-à-dire engourdissement comateux, insensibilité absolue, et suspension ou du moins apparence de suspension des phénomènes vitaux extérieurs. Quoique ces cas soient fort rares, je devais cependant les signaler.

Épuisement. — Des souffrances excessivement aiguës ou long-temps éprouvées, une succession d'efforts pénibles et douloureux, tels que ceux de l'enfantement, peuvent souvent plonger, dans un état de mort apparente, ceux qui y ont été soumis. Lorsque la question judiciaire était encore en usage; lorsque, mille fois plus cruelle, l'Inquisition jouissait de toute son autorité, on a vu souvent d'infortunés patients paraître frappés de mort subite au milieu de leurs tortures, et cependant être rappelés à la vie par les soins qu'une ingénieuse cruauté multipliait autour d'eux. De longues fatigues au milieu de l'abstinence peuvent produire un effet semblable. *Rigaudeaux* rapporte l'observation d'une femme qui perdit tout sentiment au milieu des efforts d'un accouchement laborieux. Il arrive près d'elle, constate la mort, et opère l'accouchement artificiel. Toutefois, un scrupule l'arrête encore; il engage la famille à continuer ses soins, et revient lui-même plusieurs heures après, sans que la femme eût donné le moindre signe de vie. Alors il la déclara morte, et cependant, le lendemain, elle était sortie de sa longue léthargie.

Extase. — On sait qu'au XVIII.e siècle on trouvait un grand nombre de cas de cet état si singulier que je n'oserais le caractériser. Il n'est personne qui n'ait lu quelques-unes des histoires merveilleuses des convulsionnaires de St.-Médard. Jusqu'à quel point ces récits sont-ils authentiques, et en trouve-t-on encore quelques exemples de nos jours? C'est ce que j'ignore absolument ; mais si l'on doit ajouter foi à ce que l'on a écrit à ce sujet, ces malheureux étaient sans pouls, sans respiration, presque sans chaleur, et supportaient, sans donner le moindre signe de sensibilité, les épreuves les plus épouvantables, dont quelques-unes même sont telles, que l'on ne saurait comprendre comment ils pouvaient y survivre. Si véritablement ces êtres étaient dans cet état, quelle différence existait entre eux et un homme mort récemment ?

Hémorrhagies. — Les abondantes hémorrhagies résultant soit de blessures, soit de pertes utérines, soit de vomissements de sang, soit même d'épistaxis ou saignement de nez, peuvent jeter les sujets dans un tel état de faiblesse qu'ils paraissent morts. Je me rappelle avoir vu une femme qui fut prise, après un accouchement artificiel, d'une hémorrhagie abondante, que rien ne put arrêter ni même modérer. Au bout d'une heure environ, le sang cessa de couler de lui-même, mais trop tard, car la malade était morte, de l'aveu de vingt chirurgiens ou élèves qui l'entouraient. Un de ceux-ci proposa la transfusion du sang, que l'on tenta plutôt pour faire une expérience que dans l'espoir de réussir. Le mari se soumit à l'épreuve, et la femme revint à la vie. Si cette femme eût été abandonnée aux seuls efforts de la nature, fût-elle morte nécessairement ? Il est permis d'en douter ; mais il est au moins aussi douteux que, même dans le cas où elle aurait pu revenir, le délai de vingt-quatre heures, qu'on laisse ordinairement écouler avant les inhumations, eût été suffisant pour que ceux qui l'entouraient pussent s'en apercevoir.

Un de mes parents, fort sujet aux épistaxis, en fut atteint un jour en voyage, avec une telle intensité, qu'il se vit obligé de descendre dans un misérable hameau. Le sang coula goutte à goutte pendant vingt-deux heures de suite, et quand il s'arrêta, le malade était sans mouvement, froid, et ne respirait plus. Il resta dans cet état pendant deux nuits et presque deux jours. On l'avait déclaré mort, et l'aubergiste l'eût certainement fait enterrer après 24 heures, sans la présence d'un ami du malade, qui, connaissant son affection ordinaire, s'y opposa avec énergie, bien qu'il eût lui-même perdu à-peu-près tout espoir dans cette circonstance. Cependant il reprit ses sens, et même guérit parfaitement.

Hystérie. — Lorsque cette maladie est accompagnée de syncope, elle peut d'autant plus donner lieu à de fatales erreurs, qu'on l'a vue se prolonger pendant plusieurs jours, sans qu'il se manifestât aucun changement appréciable chez les femmes qui en étaient atteintes. Dans ce cas, la respiration et le pouls sont insensibles, la chaleur nulle, la sensibilité et les mouvements éteints. Les auteurs sont remplis de faits qui constatent les déplorables méprises qui en sont résultées. *Ambroise Paré* rapporte l'histoire d'une femme qui revint à la vie au deuxième coup de *rasoir* que lui donna l'opérateur en faisant l'autopsie. *Cutien* parle d'une femme qui resta six jours privée de mouvement et de sensibilité, et *Licetus* en cite une qui resta dix jours entiers dans un état de mort apparente, et qui cependant revint à la vie.

Léthargie. — Quelques nosologistes ont considéré la léthargie comme une maladie soporeuse, parvenue à son plus haut point de développement. Cette opinion n'est plus en vigueur : celle que l'on admet le plus généralement aujourd'hui est que la léthargie est une affection *sui generis*, que l'on peut définir : « un sommeil très-profond, sans lésions appréciables d'aucun système ni d'aucun organe. » Comme le sommeil, elle a son siége présumable dans le cerveau ; mais toutes les explications que l'on a cherché à en donner ne sont que des hypothèses plus ou moins ingénieuses, que chacun est libre d'adopter ou de repousser à son gré. On peut dire que le sommeil léthargique revêt d'autant plus les apparences de la mort, qu'il se prolonge plus long-temps. On trouve une nouvelle confirmation de ce fait dans l'étude des phénomènes qui se passent chez les animaux hibernants. On sait que ceux-ci, au commencement de leur long sommeil, offrent toutes les apparences d'une vie puissante, des organes fonctionnant avec énergie, et que, lorsqu'ils ont passé plusieurs mois dans cet état de torpeur, on les trouve décharnés, raides, froids, sans respiration et sans circulation sensibles. Ce fait s'explique facilement par la physiologie. Quelque faible que soit leur déperdition pendant ce sommeil, elle existe cependant à un degré quelconque, car les sécrétions et les excrétions ne sont point entièrement abolies : or, comme aucune nourriture ne vient réparer ces pertes incessantes, le moment arrive où le sang n'existe plus qu'en petite quantité; le cœur, privé de la plus grande partie de son énergie et de sa contractilité, ne bat plus que d'une manière insensible; la respiration n'est presque plus nécessaire; la chaleur cesse de se produire, ou plutot se concentre dans les organes internes, et toute l'énergie vitale enfin se réfugie dans les centres nerveux. Quelque chose d'analogue a lieu chez les léthargiques, dont plusieurs offrent, au bout d'un certain temps, presque tous les signes caractéristiques de la mort.

Un des plus curieux exemples de léthargie que l'on connaisse est celui-ci : Un jeune moine, appelé pour veiller près du cadavre d'une jeune fille, ne craignit pas de se livrer à la plus indigne profanation; et, effrayé de son crime, il abandonna le pays. Cependant, la *morte* revint à la vie, et devint mère. La pauvre fille ignorait, aussi bien que ses parents, la cause de son déshonneur, qui ne fut connue que quelques années après, au moment où le moine reparut : il se fit relever de ses vœux, et épousa la mère de son enfant. Cette histoire est extraite des *Causes célèbres*.

Le *Journal des Savants*, 1746, contient l'observation d'une dame anglaise, qui resta pendant huit jours plongée dans un sommeil léthargique complet, et qui fut brusquement réveillée par le son des cloches.

On trouve, dans les Mémoires de l'Académie des Sciences, l'observation d'un homme qui, après une vive émotion, tomba dans un sommeil léthargique qui se prolongea quatre mois. Pendant les deux derniers mois, on remarqua chez lui quelques légers tressaillements, à des intervalles très-éloignés; mais, pendant les deux premiers, il présentait si bien les apparences d'un cadavre, qu'à plusieurs reprises on le soumit à l'action des stimulants les plus énergiques, sans parvenir à le réveiller, et qu'on alla même jusqu'à tenter sur lui des expériences excessivement douloureuses, sans qu'il donnât le moindre signe de sensibilité. Ce ne fut que quand il entra dans la seconde période, que l'on parvint à lui faire avaler de temps en temps quelques cuillerées de nourriture liquide. Lorsqu'il sortit de son sommeil, il était réduit à un état d'émaciation effrayante; ce qui ne l'empêcha pas de guérir parfaitement, et, dans la suite, il n'éprouva plus d'accès semblable.

La léthargie peut être intermittente, et, dans ce cas, elle expose moins aux dangers que nous signalons, puisque les premiers accès ont dû faire reconnaître son existence. L'Hôtel-Dieu de Paris a conservé, pendant six ans, un malade qui, tous les quinze jours, tombait, du mardi au samedi, dans un sommeil léthargique. En voici un autre exemple fort remarquable, rapporté par l'auteur du *Dictionnaire des Merveilles de la Nature :* Dans le Vivarais, vivait, en 1772, une fille nommée Marianne Olivonne, qui, pendant trois années consécutives, fut atteinte périodiquement d'une singulière maladie, qui commençait le 1.er mars, pour se terminer le 19 du même mois, à minuit. La malade restait, pendant tout cet espace de temps, dans un sommeil léthargique dont rien ne pouvait la faire sortir. Elle présentait alors les symptômes suivants : son pouls et sa respiration étaient inappréciables ; les yeux étaient fermés, les dents serrées de telle sorte qu'il était entièrement impossible de lui ouvrir la bouche. Dans cet état, on lui enfonçait des aiguilles dans les bras et dans les jambes, sans qu'elle donnât le moindre signe de sensibilité. Pendant ces dix-neuf jours, elle ne prenait aucune espèce de nourriture, pas même quelques gouttes d'eau. Toutes les excrétions, même la transpiration cutanée, étaient suspendues. Les seuls signes de vie qui se manifestassent chez elle de temps en temps consistaient en un mouvement presque imperceptible des paupières et une légère coloration de la face. Son retour à la vie était accompagné d'assez vives souffrances. Cette fille, âgée à cette époque de cinquante ans, était fort pauvre et ne mangeait jamais ni pain ni viande : toute sa nourriture consistait en quelques fruits secs et quelques légumes. Comme on avait soupçonné qu'elle avait recours à la ruse, on la fit surveiller, et on acquit la conviction que sa maladie n'était pas simulée.

Il existe quelques faits desquels on pourrait conclure que la léthargie doit être parfois rangée dans la classe des affections héréditaires. J'en citerai un exemple. Une dame de St.-Jean-d'Angely mourut, et fut enterrée avec plusieurs anneaux précieux aux doigts. Sa femme de chambre s'entendit avec le fossoyeur pour s'approprier les bijoux, et, en conséquence, ils déterrèrent le cadavre. Comme les mains étaient gonflées, ils furent obligés, pour dégager les bagues, d'exercer des tractions si violentes, que la douleur fit revenir la prétendue morte de son sommeil. Elle se rétablit, et, quelque temps après, elle eut un fils qui fut connu parmi les Jacobins sous le nom du Père Lacour.

Celui-ci, se trouvant un jour à St.-Jean-d'Angely, parut tout d'un coup frappé de mort subite. Après l'expiration des délais prescrits, on fit toutes les cérémonies religieuses, puis on se disposa à l'enterrer. Tandis qu'on le descendait dans la fosse, le cercueil échappa des mains des porteurs, et la secousse fut si forte, qu'elle rappela à la vie celui que l'on croyait mort.

Les auteurs anciens et modernes citent des masses d'observations d'individus des deux sexes, qui, à la suite de violentes fatigues ou de longues privations, sont tombés dans un sommeil léthargique qui s'est prolongé depuis deux jusqu'à huit jours. Mais c'est surtout lorsque cette affection se déclare spontanément et sans cause connue, qu'elle peut induire en erreur les hommes de l'art eux-mêmes. Le plus souvent, sans doute, ces accès ne sont pas de longue durée, et les signes de la vie n'ont pas le temps de s'annihiler entièrement; mais il suffit qu'on ait recueilli quelques exemples de léthargies très-prolongées, pour que chacun doive se tenir en garde.

Lipothymie, Syncope. — Ces deux affections ne sont que des degrés différents d'un état connu sous le nom vulgaire d'*évanouissement*, seulement, dans la syncope, on perd entièrement connaissance, tandis que, dans la lipothymie, l'intelligence et la sensibilité sont conservées. Ces affections commencent toujours par un ralentissement des mouvements du cœur, qui peut finir par cesser entièrement de battre. Quand elles sont parvenues à ce point, pour peu qu'elles se prolongent, la mort en est la conséquence inévitable. Mais il peut arriver que ce viscère conserve un mouvement obscur, insaisissable pour la main et l'oreille de l'observateur, suffisant toutefois pour entretenir la vie. Alors la respiration, diminuée dans la même proportion, devient insensible; la chaleur animale s'éteint à la surface du corps; les traits sont couverts d'une pâleur extrême, et l'individu ainsi frappé peut demeurer dans cette situation pendant plusieurs jours, sans éprouver nul changement. « Aucune maladie, dit M. Monfalcon, ne produit plus parfaitement les apparences de la mort qu'une lipothymie très-intense. Ici, on trouve tous les signes qui se tirent de la respiration, de la circulation, et même de l'état de la chaleur et de la coloration; mais les muscles ont conservé leur souplesse, les traits de la face ne sont pas toujours décomposés : la lipothymie, portée au plus haut degré, est un véritable état de mort. »

Maladies soporeuses. — Il est rare que les maladies soporeuses simulent la mort, parce qu'elles sont presque toujours accompagnées de fièvre, ou que, du moins, la respiration, la circulation et la chaleur ne sont pas insensibles. Cependant, lorsqu'un malade tombe dans cet état pendant la durée d'une affection adynamique (qu'accompagne une complète prostration des forces), on pourrait d'autant plus facilement le croire mort, qu'alors le cœur et les poumons ne fonctionnent souvent que d'une manière latente, et que, d'un autre côté, les dents et la bouche sont fuligineuses, c'est-à-dire recouvertes d'un enduit noirâtre, le facies hippocratique, et, en un mot, que le corps, qui souvent dégage une odeur putride, présente avec un cadavre une ressemblance frappante.

Je ne dois point oublier de mentionner ici les méprises fatales qui peuvent si facilement avoir lieu au détriment des individus soumis à l'action des médicaments narcotiques ou stupéfiants. On a vu, dans une des observations que j'ai citées, combien facilement on peut croire mort un être soumis à l'action d'une forte dose d'un de ces agents. Ce serait à tort que l'on penserait qu'un pareil symptôme ne se manifeste qu'après l'administration d'une quantité considérable du médicament. Le même agent, pris à la même dose, agit avec une énergie différente, selon l'idiosyncrasie, c'est-à-dire selon *l'individualité physiologique* de chaque personne. J'ai vu une dame tomber, à deux reprises différentes, dans un sommeil narcotique, dont la durée dépassa vingt-quatre heures : elle avait avalé, la première fois, 13 milligrammes d'extrait d'opium, et la seconde, cinq milligrammes d'hydrochlorate de morphine !

Tétanos. — Soit qu'il se développe spontanément, soit qu'il provienne d'une blessure grave, le tétanos peut-il, dans quelque cas, simuler la mort? Très-rarement pour les gens du monde, jamais pour les hommes de l'art. Cependant, comme on l'a vu quelquefois accompagné de syncope et de refroidissement, je devais en faire mention ici, car la raideur spasmodique du corps pourrait être parfois confondue avec la rigidité cadavérique.

Divers. — Indépendamment des causes de mort apparente que je viens de citer, il en existe un certain nombre d'autres qui ne devaient point cependant trouver place dans la classe des états pathologiques. On sait qu'une joie excessive a souvent occasionné des morts subites, en frappant le système nerveux d'une inertie instantanée, qui paralyse l'action du cœur et des organes respiratoires. Il me semble que, sous une semblable influence, il est possible que le même phénomène se manifeste à un degré insuffisant pour déterminer une mort réelle, toutefois avec assez de violence pour occasionner une syncope fort intense. Ce que je viens de dire de la joie trouve une égale application dans la terreur, la colère, qui peuvent aussi engendrer des apoplexies, et généralement dans toutes les vives émotions de l'ame. Les chutes, les coups, en un mot tous les accidents qui donnent lieu quelquefois à des commotions cérébrales, doivent, dans certaines circonstances, être considérés comme des causes possibles de mort apparente.

Après les batailles sanglantes, on a souvent enterré des blessés qui auraient pu être rendus à la vie. Ici, on ne peut point accuser exclusivement l'incurie, car les hémorrhagies, la fatigue et la faiblesse ont dû faire croire à des décès dont il était impossible de constater la vérité. Qui ne connait l'histoire du gentilhomme normand, qui, après un combat, fut tiré par son domestique d'une fosse déjà à moitié pleine de cadavres? Transporté dans une chambre, le lendemain, il fut précipité, par les ennemis d'une fenêtre située au premier étage: il tomba sur un tas de fumier, où il resta enfoui pendant trois jours entiers, et cependant il se rétablit parfaitement. Ce gentilhomme avait été extrait vivant du sein de sa mère, morte avant le moment de son accouchement. Aussi, en mémoire du triple danger auquel il avait si miraculeusement échappé, sur la fin de sa vie, il signait : *de Civille, gentilhomme, trois fois mort, trois fois enterré, et trois fois ressuscité par la grace de Dieu.*

Il est arrivé plusieurs fois que des individus ont failli être victimes d'erreurs provenant d'une conformation anormale existant chez eux, soit par une aberration de la nature, soit par un accident. Voici une anecdote que *Boerhaave* racontait souvent à ses élèves : Un paysan reçut une blessure dans laquelle il eut l'artère axillaire (de l'aisselle) entièrement divisée. L'hémorrhagie qui s'ensuivit fut tellement abondante, que le blessé tomba dans une syncope profonde, et que tous les assistants le crurent mort. On l'abandonna ainsi, et, le lendemain, les gens de l'art préposés, suivant les ordonnances de police, à la vérification des décès, soumirent le cadavre à un examen attentif. Ayant cru reconnaitre encore un reste de chaleur vers la poitrine, ils ordonnèrent, par prudence, que l'inhumation fût suspendue. Le paysan, contre tout espoir, reprit connaissance, et fut rendu à la santé après être resté long-temps dans un dangereux état de faiblesse. Mais son bras, dans lequel la circulation ne pouvait plus s'opérer, se dessécha entièrement.

Le fait suivant m'a été raconté par un de mes honorables concitoyens, qui n'a dû la conservation de son existence qu'à un de ses amis. En 1809, M. X..., pharmacien-major, se trouvait, avec l'ambulance dont il faisait partie, à Krems, ville de la Basse-Autriche, située sur les bords du Danube. Dans une rencontre, il reçut, à la partie moyenne de l'avant-bras droit, un coup de sabre qui coupa l'artère radiale. Je dois faire remarquer ici que c'est cette artère que palpent le plus habituellement les médecins, pour explorer le pouls des malades. La blessure se cicatrisa rapidement; mais, comme la circulation était en partie interrompue, il en résulta d'abord dans le membre une infiltration qui persista assez long-temps, et, en outre, les pulsations ne se firent plus sentir dans la partie inférieure de l'artère divisée, c'est-à-dire aux environs du poignet. Quelque temps après, une épidémie se déclara dans l'hôpital, et sévit bientôt avec une telle violence que les décès se succédaient sans interruption. Enfin, le moment arriva où la salle des morts devint insuffisante, et l'on était contraint de jeter provisoirement les cadavres par une fenêtre, dans une petite cour, jusqu'au moment où on les enterrait. On ne redoutait, au reste, aucun inconvénient de leur présence, car l'on était au milieu d'un hiver rigoureux, et ces cadavres ne séjournaient dans cet endroit que pendant un très-court espace de temps. M. X... n'échappa point au fléau, et il fut porté dans une salle où gémissaient déjà plusieurs autres malheureux. Malgré la médication la plus active, le mal fit de rapides progrès. Un matin, le médecin, en passant sa visite, trouva M. X... sans chaleur et sans respiration apparente. Il saisit alors le bras droit du malade, et après avoir inutilement cherché les pulsations de l'artère, il le déclara mort, et ordonna aux infirmiers d'emporter le cadavre. Ceux-ci obéirent aussitôt à l'ordre qu'ils avaient reçu, et déjà ils s'approchaient de la fenêtre fatale par laquelle ils allaient précipiter l'infortuné, auquel certainement la chute et le froid auraient ravi une existence que lui avait laissé la maladie, lorsqu'un jeune chirurgien s'approcha des infirmiers en leur demandant qui ils portaient ainsi. C'est, répondirent-ils, le numéro 4 de la salle des officiers. A cette désignation, le chirurgien reconnut son ami : il souleva le drap pour jeter sur lui un dernier regard; puis il songea à s'assurer lui-même de la réalité de la mort. Mais comme il avait eu connaissance de l'ancienne blessure de M. X..., et des conséquences qu'elle avait entraînées, il prit son bras gauche, chercha l'artère et sentit bientôt quelques faibles pulsations. Il le fit reporter aussitôt dans son lit, l'entoura de soins, et, quelques jours plus tard, il avait la joie de le voir rendu à la santé.

On comprend, d'après l'observation qui précède,

qu'une anomalie, soit naturelle, soit pathologique, dans la structure ou dans la situation d'une ou de plusieurs parties du système circulatoire, puisse induire en erreur l'observateur inattentif qui ne chercherait, comme cela est arrivé fréquemment, des preuves de la cessation de la vie que dans l'absence des pulsations des artères et des battements du cœur. Ces anomalies, ainsi que je viens de le dire, sont ou naturelles, ou accidentelles, ou pathologiques. Le réseau artériel, qui rampe à travers le tissu de tous nos organes, sans même en excepter les os, est tellement inextricable et multiplié, que, s'il était possible de l'isoler entièrement de tous nos autres tissus, il figurerait encore exactement les formes de toutes les diverses parties qui composent le corps humain. Or, il est facile de concevoir que la nature, malgré ses lois invariables, ne puisse jamais, dans deux êtres différents, se montrer complètement identique. Les dissemblances se manifestent dans les ramifications artérielles secondaires : c'est ce qui arrive le plus souvent, ou plutôt toujours; mais, parfois, elles s'étendent jusqu'aux troncs principaux, qui tantôt se réunissent à plusieurs pour n'en former qu'un seul; tantôt, au contraire, un des principaux manque, et se trouve remplacé par deux ou trois autres plus petits; parfois aussi, un tronc important s'est dévoyé de son trajet ordinaire, et ne se trouve plus en rapport avec les muscles, etc., dans le voisinage desquels l'explorateur ou le chirurgien ont l'habitude d'aller le chercher. Ces bizarreries de la nature sont quelquefois poussées si loin, que j'ai souvenance d'avoir vu, en 1834, dans une des salles de l'hôpital du *Val-de-Grace*, un jeune officier polonais, nommé Nievarowski, chez lequel on observa une complète inversion de tous les organes : ainsi, le cœur était à droite, le foie à gauche, etc. Ce jeune homme, qui n'était entré à l'hôpital que pour se faire guérir d'une ophthalmie, jouissait, du reste, d'une santé excellente. Il n'est pas le seul individu qui ait présenté ce phénomène; quelques années auparavant, des étudiants l'avaient rencontré dans le cadavre d'un homme, mort à l'hôpital de *la Pitié*.

On a vu, dans les deux dernières observations que j'ai citées, comment une blessure ou un accident quelconque peut causer l'oblitération totale ou partielle d'un tronc artériel; il ne me reste plus qu'à parler des anomalies simulées par un état pathologique. Si une tumeur vient se développer dans le voisinage d'une artère, de manière à la comprimer entre elle-même et une surface osseuse, il pourra arriver que l'artère s'oblitère depuis le point où elle aura été comprimée jusqu'à celui où une artère voisine, se réunissant inférieurement à la première, lui apporterait une nouvelle colonne de sang : ceci aura lieu surtout si la tumeur comprimante offre une certaine résistance, et si la compression exercée est prolongée long-temps. Certaines inflammations des parois artérielles développent quelquefois, dans un vaisseau, une affection connue sous le nom d'*ossification*. Cette maladie, que l'on peut encore nommer *incrustation* artérielle, est très-commune chez les vieillards. Elle consiste dans le dépôt successif, au milieu du tissu vasculaire, de concrétions de phosphate de chaux, charriées par la circulation, qui s'agglomèrent insensiblement de manière à former un conduit inflexible, dans lequel le sang continue de circuler plus ou moins librement, comme de l'eau dans un tube. Chez ces individus, les artères ne sont plus soulevées par la colonne de sang poussée par les contractions du cœur ; de sorte que le pouls est insaisissable dans tous les vaisseaux ossifiés. Qu'il arrive donc qu'un homme, portant aux artères radiales une des anomalies que je viens de citer, tombe en défaillance ordinaire pendant un accès de fièvre algide ; si le médecin appelé pour constater son état n'a point été d'avance suffisamment renseigné sur toutes ces particularités, ne pourra-t-il pas croire, en trouvant un corps froid, sans mouvement, sans respiration et sans pouls, ne pourra-t-il pas croire qu'il n'a plus sous les yeux qu'un c adavre ?

Je pense avoir passé en revue à-peu-prés tous les états qui peuvent simuler la mort. Je ne dois pas craindre que la critique, même la plus sévère, m'accuse d'avoir chargé le tableau et d'avoir dépassé la limite du probable. Chacun sentira comme moi que c'est surtout dans le sujet que je traite qu'un excès de précaution ne saurait jamais être considéré comme un défaut.

CHAPITRE IV.

DE LA MORT ET DES PHÉNOMÈNES QUI L'ACCOMPAGNENT. — PUTRÉFACTION. — EXAMEN CRITIQUE DE LA VALEUR DES SIGNES QUI ONT ÉTÉ PRÉCONISÉS COMME CONSTATANT LA RÉALITÉ DE LA MORT.

En examinant la succession de phénomènes qui se passent chez un être dont la mort vient de s'emparer, je n'aurai point à me préoccuper du rang dans lequel chacun d'eux se produit. Quiconque a poussé assez loin l'étude de la physiologie pathologique sait que ces phénomènes ne suivent pas, dans leur manifestation, un ordre invariable, mais qu'ils sont une conséquence nécessaire des différentes maladies qui atteignent l'espèce humaine, et qu'en définitive, quel que soit leur rang de production, tous finissent par se montrer, pour aboutir au terme inévitable, une dissolution générale.

Quand un être a rendu le dernier soupir, la circulation et la respiration s'arrêtent, la chaleur naturelle s'évapore, pour ainsi dire, car elle n'est plus entretenue par un foyer intérieur. Il est impossible d'assigner un terme précis, ou même approximatif, à la cessation de la chaleur naturelle. *Bichat* a dit avec beaucoup de raison que la vie n'est autre chose que l'ensemble des fonctions qui résistent à la mort. Or, la chaleur qui persiste dans un corps qui vient de cesser de vivre n'est autre chose qu'une sorte de continuation d'action de la force de résistance vitale. Le cadavre d'un sujet jeune, vigoureusement constitué, d'un tempérament sanguin et musculeux, qui a succombé à une maladie aiguë et de peu de durée, ou à une mort violente, restera tiède plus long-temps que celui d'un individu vieux, faible, d'un tempérament lymphatique ou nerveux, et mort des suites d'une maladie chronique. On doit tenir compte, en outre, de la saison pendant laquelle le décès a lieu, et de la température du milieu atmosphérique dans lequel le corps est plongé. Cependant, dans cet intervalle, et quelquefois même avant la mort, le visage a revêtu l'aspect hippocratique, c'est-à-dire que le nez est devenu pincé et effilé, les tempes se sont déprimées, les joues se sont appliquées contre les dents molaires, et, par conséquent, les pommettes paraissent proéminentes; les lèvres, livides et desséchées, se collent contre les dents incisives, et leurs bords libres rentrent le plus ordinairement; le menton devient saillant et anguleux; les yeux, fixes et enfoncés dans les orbites, sont secs, par suite de l'évaporation des larmes, qui ne sont plus entretenues par la sécrétion des glandes lacrymales :

bientôt la cornée transparente prend une apparence terne et laiteuse ; et, comme le corps tout entier est soumis à l'action des influences atmosphériques qu'aucune force vitale ne vient plus contre-balancer, les humeurs de l'œil se vaporisent, l'exhalation artérielle ne les remplace plus, et l'on voit, d'heure en heure, cet organe devenir flasque et ridé. Enfin, la peau, plus intimement appliquée contre les muscles, en dessine exactement les formes, et revêt une couleur livide et terreuse.

Lorsque toute la chaleur vitale s'est éteinte, la rigidité cadavérique commence. On entend, par ce mot, la résistance qu'opposent toutes les articulations du corps aux flexions qu'on voudrait leur imprimer. Elle débute par le cou, le tronc, gagne les membres thorachiques, et s'étend enfin jusqu'aux membres abdominaux, pour suivre la même marche dans sa période de décroissance. Il n'est pas plus possible de préciser, même approximativement, la durée de la rigidité cadavérique, que celle de la chaleur qui se conserve après la mort. On peut dire que la rigidité et la chaleur sont soumises aux mêmes lois, c'est-à-dire que la rigidité se prolonge pendant un espace de temps d'autant plus long, qu'elle a commencé à se manifester à un moment plus éloigné de celui de la mort : elle sera donc d'une plus longue persistance chez les individus athlétiques que chez les êtres faibles et émaciés. On doit, en général, la considérer comme une mesure assez juste de la résistance opposée aux influences extérieures délétères par les forces organiques. Il est bon de faire observer que cette rigidité ou force de résistance existe tout entière, non pas dans les articulations osseuses, mais bien dans les muscles qui les étendent ou les fléchissent.

Le moment où a cessé la rigidité cadavérique indique celui où sont entièrement éteintes, non plus la vie, mais les forces organiques, ou ce que l'on peut appeler le résidu des forces vitales. Alors le corps est soumis aux lois chimiques et physiques, qui tardent peu à manifester leur puissance : alors commence la putréfaction.

Putréfaction. — La putréfaction est une décomposition qui s'établit spontanément, mais sous diverses influences, dans les corps organisés privés de vie. On peut la définir une désagrégation de leurs différents éléments, qui se dégagent tantôt à l'état *simple*, et tantôt donnent naissance à de nouveaux produits, selon que ces éléments se trouvent en rapport avec d'autres pour lesquels ils ont une grande affinité. Ainsi on trouve dans un cadavre en pleine putréfaction certains gaz qui n'y existaient pas pendant la vie.

Plusieurs conditions sont utiles pour que la putréfaction puisse se manifester. Elles se réduisent à trois principales : 1.° la température, 2.° l'état hygrométrique, 3.° la nature chimique du milieu dans lequel le corps se trouve plongé.

La température exerce à cet égard une immense influence. Si elle est de beaucoup au-dessous du zéro du thermomètre, la putréfaction sera complètement empêchée. Il résulte des récits de tous les voyageurs, que l'on a trouvé, à diverses reprises, sous des latitudes glaciales, notamment dans la Nouvelle-Zemble, les corps de malheureux naufragés, morts depuis plusieurs années, et cependant dans un état parfait de conservation, mais gelés et durs comme des statues de pierre. Les Lapons et d'autres peuplades, habitant des pays à basse température, exposent au froid et conservent ainsi indéfiniment les corps des animaux qu'ils destinent à leur nourriture. Personne n'ignore que, à côté de l'hospice du Mont-Saint-Bernard, on a construit une sorte de chapelle mortuaire, où les Frères déposent les cadavres des infortunés qui ont péri ensevelis sous les avalanches. Ces cadavres y bravent impunément l'action destructive du temps.

Une chaleur extrême, c'est-à-dire de 50 ou 60 degrés au-dessus de zéro, produit un effet analogue, quoique agissant d'une manière inverse. Il est probable que le froid augmente la cohésion des divers éléments des substances animales, et que la chaleur excessive vaporise les parties aqueuses, coagule l'albumine, et engendre, dans les corps qui lui sont soumis, de nouveaux composés point ou peu putrescibles. La température la plus convenable pour que la putréfaction s'opère librement doit être entre 15 et 25 degrés du thermomètre centigrade.

L'état hygrométrique du milieu où un cadavre est plongé est d'une très-grande importance. La présence d'une certaine humidité est nécessaire à la production de la fermentation putride; mais, en cela, comme sous le rapport de la température, il ne faut d'excès ni en plus ni en moins. L'humidité agit sur les corps en ramollissant les tissus; elle joue dans leur décomposition le même rôle que dans certaines réactions chimiques, où sa présence est nécessaire; peut-être même elle change de nature et abandonne quelqu'un de ses éléments, qui se combine avec un des produits nouveaux. L'absence de toute humidité entrave la marche de la putréfaction, qui exige au moins que l'air ambiant soit assez chargé de vapeur aqueuse pour qu'il n'enlève au cadavre aucune partie de son humidité naturelle. Cela est tellement vrai, que des corps soumis à un courant d'air continu se dessèchent entièrement et deviennent imputrescibles tant qu'ils restent exposés à la même influence. C'est ce fait seul qui explique la conservation des momies égyptiennes, qui ont traversé impunément tant de siècles, enfermées dans des sépultures où l'hygromètre marquait constamment zéro. On peut en donner pour preuve que ces momies, soustraites à l'action conservatrice du climat égyptien et transportées dans nos pays, ne peuvent guère rester plus d'une quinzaine d'années sans tomber en *deliquium* ; en d'autres termes, elles absorbent l'humidité de l'air et se transforment en une sorte de terreau.

J'ai dit plus haut que, pour faciliter la putréfaction, l'humidité ne doit pas être en excès. Il est démontré qu'il faut aux corps plongés sous l'eau, pour se corrompre entièrement, plus de temps qu'à ceux qui sont soumis à l'action de l'air : cette différence est dans la proportion de 7 à 2. La décomposition marchera d'autant plus vite que l'on renouvellera plus souvent l'eau sous laquelle les corps seront submergés; ce qui tendrait à faire croire que l'humidité n'agit sur la putréfaction qu'autant qu'elle est aidée par l'action de l'air. En effet, ces eaux qu'on renouvelle ainsi contiennent une certaine quantité d'air, qui ne peut tarder à être entièrement absorbée par les corps, et ne se renouvelle plus lorsque l'eau qui les enveloppe est stagnante.

La présence de l'air atmosphérique est, sinon indispensable, du moins fort utile aux progrès de la putréfaction. Elle n'est point indispensable, puisque la putréfaction s'accomplit dans un corps plongé dans le vide; mais il est démontré que le contact de l'air libre l'active singulièrement. Ce fait trouve son explication en ce que l'air fournit une grande quantité d'oxigène, qui se combine avec les produits animaux, dont quelques-uns, devenus volatils, se dégagent et sont entraînés au loin. Cela est tellement vrai, qu'au bout d'un intervalle de plusieurs mois, on a retrouvé presque intacts des cadavres qui avaient été enterrés à de trop grandes profondeurs, dans des terrains peu humides et imperméables à l'air extérieur.

D'autres causes, dépendant des corps eux-mêmes,

peuvent encore hâter ou retarder la putréfaction. On doit ici se reporter à ce que j'ai dit relativement à la persistance de la chaleur après la mort et à la rigidité cadavérique. Voici les circonstances principales qui méritent d'être prises en considération. Toutes choses égales d'ailleurs, c'est-à-dire dans des corps soumis aux mêmes influences atmosphériques, thermométriques et hygrométriques, la putréfaction commencera plus tôt chez des sujets jeunes que chez des vieillards; chez des individus ayant succombé à une mort violente ou à une maladie aiguë, que chez des individus morts d'une affection chronique qui les aurait émaciés; dans des corps replets, que dans des corps amaigris; chez des hommes morts d'une maladie inflammatoire, que chez ceux qui ont succombé après une hémorrhagie. On en trouve la cause en ce que les premiers possèdent une plus grande quantité de liquides animaux que les seconds. Et, subsidiairement, dans un cadavre, les parties enflammées ou gorgées de sang et de liquides sont les premières à se décomposer. La putréfaction est encore avancée par la présence de vers déposés dans les tissus, même d'un être vivant, par divers insectes. J'en reparlerai plus loin.

Aussitôt que le dernier signe de rigidité cadavérique a cessé dans un cadavre, il devient, dès ce moment, soumis à l'empire de la putréfaction (*).

(*) Je n'ai point à m'occuper ici de l'étude des divers composés chimiques auxquels la putréfaction donne nais-

La peau devient flasque, ridée, et paraît amincie ; tous les viscères s'affaissent. La substance animale se ramollit ; les liquides sont plus ténus. Le corps commence à exhaler une odeur putride et nauséabonde, connue sous le nom de *relent*. Le trajet des vaisseaux sur le tronc et sur les membres est indiqué par des lignes noirâtres. L'abdomen revêt une couleur verdâtre, qui s'étend peu à peu au cou, à la face, à la poitrine, et, plus tard, aux membres. Le ventre se ballonne, à cause des gaz qui se sont accumulés dans l'intérieur des intestins, et qui proviennent de la décomposition des matières qui s'y trouvaient. Bientôt tout le reste du corps participe à cette bouffissure, due à la présence de bulles gazeuses formées par la putréfaction des liquides. S'il existe quelque blessure, on voit un sang ichoreux s'en échapper sous la pression des fluides gazeux qui se sont dégagés à l'intérieur, et qui déterminent très-fréquemment des injections sanguines dans diverses parties. A la première odeur fétide, dont j'ai parlé tout-à-l'heure, et qui persiste pendant toute la durée de la putréfaction, vient s'unir une odeur piquante, occasionnée par la présence de l'ammoniaque. Les membranes muqueuses qui tapissent les cavités de la bouche, du nez, etc., prennent une teinte gri-

sance. Ma description sera suffisante, si j'expose le tableau complet des changements que cet état apporte dans *l'aspect extérieur* d'un cadavre. Je me bornerai donc à l'examen de ces changements, avec assez de soin toutefois pour qu'on ne puisse les confondre avec des phénomènes assez analogues, que produisent certaines affections.

sâtre et se transforment en une sorte de gelée, que l'on enlève avec une extrême facilité. Cependant, l'abdomen, ainsi que les autres parties, dans l'ordre précité, est devenu bleu; puis il revêt une couleur d'un noir brun, et la masse tout entière marche de plus en plus vers le ramollissement. Les cheveux, les poils et les ongles tombent sous l'effort de la plus légère traction; l'épiderme se détache pour peu qu'on y touche; les parties le plus violemment distendues par l'infiltration, qui est générale, se déchirent et laissent écouler des liquides tirant sur le rouge-brun ou le vert foncé. Déjà l'odeur ammoniacale a disparu; mais l'odeur fétide et fade persiste toujours. Enfin, tous les tissus semblent s'être fondus en une sorte de bouillie brunâtre et peu consistante; ils s'affaissent, et souvent alors la matière exhale une odeur aromatique ayant quelques rapports avec celle du benjoin. Puis les liquides s'évaporent; les gaz cessent de se dégager, et il ne reste plus qu'une masse informe, qu'une sorte de terreau noir, visqueux, et fétide encore, qui ne rappelle plus même les formes d'un corps humain.

On a pu remarquer que, jusqu'ici, je n'ai fait aucune mention des vers qui se rencontrent en abondance dans les matières animales corrompues. Cela tient à ce que, dans aucune circonstance, ils ne peuvent être considérés comme un signe certain de putréfaction, puisqu'on en trouve fréquemment dans des plaies, ou même dans différentes parties du corps d'animaux vivants. [Il est bien entendu que je ne parle pas ici des *entozoaires* (*).) J'en citerai ici un exemple fort remarquable :

« Un homme, âgé de 66 ans, fort sale et adonné à l'ivrognerie, tomba, un jour qu'il était ivre, dans un fossé près duquel on avait l'habitude de jeter des cadavres d'animaux, et s'y endormit. Son sommeil dura trente-six heures, au bout desquelles le malheureux, en se réveillant, s'aperçut qu'il était rongé par les vers. Il se fait porter à l'hôpital St.-Louis, où il arrive dans l'état le plus déplorable. Au bout de quelques heures, la peau de la face, le cuir chevelu, les oreilles, les paupières se percent d'une multitude de trous, par lesquels sortent des masses de petits vers. En examinant ces animaux, on les reconnut pour les larves de la mouche à viande. Plusieurs de ces mouches, attirées par la présence des cadavres dans le voisinage desquels cet homme s'était endormi, étaient sans doute venues déposer leurs œufs sur ses lèvres, ses paupières, etc. Or, comme l'éclosion de ces œufs a lieu très-rapidement, presque spontanément, quand elle est aidée par la chaleur et l'humidité, on comprend facilement l'explication du fait que je viens de citer, et qui eut, pour le malade, un résultat funeste, puisqu'il succomba aux suites d'une inflammation cérébrale. »

(*) On donne ce nom à plusieurs espèces de vers dont le caractère commun est de n'exister que dans l'intérieur du corps des autres animaux. On les rencontre le plus ordinairement chez les enfants et les individus faibles. Quelquefois ils se développent dans le parenchyme des viscères, comme le foie, etc.

Des œufs de la même nature sont quelquefois déposés sur des plaies, où ils éclosent promptement. Cela pourrait donc arriver de même à l'égard du corps d'un individu en état de mort apparente. Ce n'est pas tout : des vers d'une autre nature (hydatides) se rencontrent naturellement, c'est-à-dire sans y avoir été déposés, à l'ouverture de certains abcès.

On aurait tort de penser, d'après ce qui précède, que, dans la putréfaction, il n'y a pas production spontanée de vers et d'animalcules. Les anciens auteurs avaient mis tous ces animaux indistinctement au nombre des produits de la putréfaction. Cette opinion fut même poussée si loin, qu'on alla jusqu'à croire que cet état pouvait donner naissance à des êtres plus organisés, comme des mouches, etc. Puis, on tomba bientôt dans l'exagération contraire, c'est-à-dire qu'on prétendit que des animaux ne pouvaient être engendrés que par leurs semblables. Des expériences de M. Edwards sont venues juger la question des générations spontanées. Il a découvert qu'il existe, dans les muscles des animaux et même dans certaines plantes, des corpuscules que la décomposition isole, et qui acquièrent une existence indépendante, à la manière des conferves.

On doit conclure de ce que l'on vient de lire que la présence des vers dans les yeux, les fosses nasales, la bouche, dans le voisinage des muqueuses, sur des plaies, etc., ne peut suffire pour constater la putréfaction.

La putréfaction peut-elle quelquefois s'emparer d'un corps vivant? Cette question a déjà été résolue en partie dans ce qui a été dit précédemment, qu'un corps n'est soumis à l'influence des lois chimiques et physiques que lorsqu'il a cessé entièrement d'éprouver l'action non-seulement des forces vitales, mais encore des forces organiques. Cependant, pour que la solution soit bien complète, il est nécessaire d'établir une distinction entre une putréfaction générale et une putréfaction partielle.

La putréfaction générale ne se manifestera jamais que dans un corps soumis à l'empire de la mort depuis un espace de temps que j'ai précisé plus haut. La putréfaction partielle, au contraire, peut se montrer sur des vivants. A la suite de certaines angines couenneuses, les téguments de l'arrière-bouche se détachent parfois sous la forme de lambeaux corrompus. Il en est de même des membranes qui tapissent les fosses nasales, dans quelques variétés de l'ozène. L'air, en s'introduisant dans le foyer d'un abcès froid ou d'un abcès par congestion, développe la putréfaction dans ce foyer. Des matières fécales, des urines extravasées dans l'abdomen peuvent causer la mortification des parties avec lesquelles elles se trouvent en contact. La suspension complète de la circulation dans une partie du corps quelconque devient une cause inévitable de putréfaction. La gangrène enfin n'est autre chose qu'une décomposition putride de l'organe affecté.

D'après l'exposé de ces faits, on comprend que souvent il pourrait arriver qu'une putréfaction partielle n'indiquât qu'une mort partielle. Lors donc qu'il s'agit de constater un décès avec une certitude absolue, on ne doit point s'en tenir à la découverte de quelques signes isolés. Apprécions ceux de la putréfaction commençante.

L'odeur de relent se dégage souvent du corps de certains malades, quelquefois même de celui d'individus bien portants.

La présence de vers dans l'arrière-bouche n'offre non plus rien d'absolu, puisqu'ils peuvent y avoir été déposés par une mouche carnière, ce qui s'expliquerait par ce fait observé chez beaucoup de malades qui, parvenus au dernier degré de l'affaiblissement, et n'ayant plus qu'une respiration insensible, tiennent le plus souvent leur bouche entr'ouverte.

La coloration verdâtre ou noirâtre d'une partie du corps peut dépendre d'une mortification bornée ou être le résultat d'une ecchymose ou extravasion de sang. Cette coloration, existant sur l'abdomen, peut aussi dépendre d'une ecchymose, et même certains pathologistes prétendent l'avoir observée sur des agonisants.

La présence d'un de ces signes n'offrira donc rien de certain ; leur réunion même ne comportera qu'un degré de probabilité plus avancé, cependant non encore absolu. Mais si à quelques-uns des précédents symptômes viennent se joindre ceux-ci, soulèvement de l'épiderme et ramollissement du tissu cutané et des membranes muqueuses, alors le doute ne sera plus possible, et la mort devra être regardée comme irrévocable.

Examen critique des divers moyens préconisés pour constater la réalité de la mort. — Ces moyens sont de deux ordres : les uns consistent en inductions tirées de l'aspect des corps ; les autres sont constitués par des procédés expérimentaux auxquels ces corps peuvent être soumis.

Ceux du premier ordre se composent principalement du facies hippocratique ; de l'absence de la circulation, de la respiration et de la calorification ; de la rigidité cadavérique ; enfin, de la putréfaction.

Le facies hippocratique, même poussé au plus haut degré, n'a rien de caractéristique, puisqu'on le rencontre chez des malades atteints de différentes affections, et notamment du choléra. Il en est de même de la cessation complète, en apparence, des fonctions du cœur et des poumons. La circulation peut se continuer par un mouvement tout-à-fait insensible du cœur, et le sang couler doucement dans les artères dont les parois ont cessé de se contracter. La respiration est alors entretenue par une oscillation très-faible du diaphragme, sans que les côtes s'élèvent ou s'abaissent. Dans la syncope, la circulation et la respiration sont quelquefois entièrement suspendues. Les auteurs citent, en outre, les observations de plusieurs individus qui jouissaient de la singulière faculté d'arrêter pendant plusieurs heures, impunément et à volonté, les mouvements du cœur et des poumons. L'absence de chaleur dans un corps ne prouve rien non plus, car on la trouve dans la congélation, la fièvre algide, l'asphyxie et beaucoup d'autres affections. La rigidité, succédant régulièrement à la cessation de la chaleur, sera une forte présomption, mais n'offrira toutefois rien d'absolu, car elle se rencontre dans la congélation, les inflammations du cerveau et de la moelle épinière, et dans certaines maladies convulsives.

Les moyens du second ordre sont aussi nombreux que variés. Je me contenterai de citer les principaux, et je signalerai le degré de confiance qu'ils méritent, tout en les passant en revue.

Celui qui est le plus généralement en usage consiste à tenir, près des lèvres du mort, une glace parfaitement nette, cette glace devant se ternir en condensant en gouttelettes la transpiration pulmonaire, si le malade respire encore, et devant rester claire, si la respiration ne se fait plus. Cette expérience est absolument sans valeur, puisque, d'une part, la respiration peut être entièrement suspendue, ou que la température de la glace peut se trouver par hasard assez élevée pour ne pas condenser les vapeurs exhalées, et que, de l'autre, elle sera ternie quelquefois par les vapeurs qui s'échappent des membranes muqueuses de la bouche et de l'estomac d'un cadavre encore chaud. On doit en dire autant de celles qui consistent à exposer, devant l'ouverture de la bouche ou des narines, la flamme d'une bougie, des barbes de plume, des filaments de laine ou de coton, dans l'espoir que le plus léger souffle suffirait pour agiter ces corps si ténus. Winslow a proposé de placer le corps sur le flanc, et de mettre en équilibre, sur le cartilage de l'avant-dernière côte, un verre plein d'un liquide que le plus faible mouvement respiratoire suffirait pour faire osciller. Toutes ces expériences ne prouveraient que la cessation de la respiration, et n'offrent, par conséquent, rien de décisif.

On a recommandé d'exposer, devant une vive lumière, la main ouverte de celui dont on veut constater le décès, après avoir eu soin de rapprocher ses doigts, et l'on a dit que, si l'on apercevait une certaine transparence, ce serait une preuve que la vie n'est pas entièrement éteinte. Cette assertion est complètement inexacte : cette transparence existe d'une manière très-sensible dans les mains de quelques cadavres.

On a voulu considérer comme un signe certain de mort l'aplatissement des parties charnues sur lesquelles le corps a reposé long-temps. Disons d'abord que, pour faire cette expérience, il faudrait extraire de sa couche et déposer sur un plan inflexible l'être dont la mort est douteuse, puisque, autrement, ses formes seraient nécessairement conservées intactes par les empreintes que, pendant la vie, elles auraient creusées dans les matelas. Or, dans le doute, cette extraction pourrait-elle se faire sans inhumanité ? Ajoutons encore que l'expérience, fût-elle praticable et concluante, devrait pourtant être rejetée, puisque un corps vivant, placé dans les mêmes circonstances, présenterait un aplatissement semblable, s'il était atteint d'infiltration.

On a beaucoup vanté l'application des stimulants énergiques, tels que l'insufflation dans les voies respiratoires, et dans le gros intestin, de vapeurs irritantes ; les frictions, avec une brosse très-dure, sur les parties les plus sensibles de la peau et sous la plante des pieds ; l'apposition d'exutoires ; l'urtication, etc. Peut-on raisonnablement compter sur l'efficacité de ces moyens que tous les jours on voit échouer sur des individus en proie à une lipothymie intense ? Quel médecin n'a pas rencontré des malades parvenus à la fin d'une grave affection, sur lesquels des vésicatoires chargés d'une épaisse couche de cantharides *refusent de prendre*, ainsi qu'on le dit vulgairement ? Cela s'explique parfaitement. En effet, que la vie soit éteinte ou seulement suspendue, le corps, dans l'un et l'autre de ces cas, privé à un degré presque égal de ses forces vitales, n'éprouvera plus l'action des rubéfiants ou des caustiques que dans la mesure de leurs puissances chimiques.

On a préconisé, plus encore que les stimulants énergiques, les épreuves chirurgicales ; les piqûres avec des aiguilles ; les brûlures sur la poitrine avec l'eau, l'huile bouillante, la cire d'Espagne enflammée, le moxa, le fer rouge ; l'application des ventouses scarifiées suivies de la torréfaction ; l'ouverture des veines jugulaires ou autres ; l'acupuncture du diaphragme et du cœur ; de rudes commotions électriques ; de profondes incisions dans l'épaisseur des muscles ; etc. Il est évident que, à l'exception de l'acupuncture du cœur, dont l'innocuité n'est pas suffisamment établie, la plupart de ces moyens n'ont en eux-mêmes rien d'absolument dangereux, si on les met en pratique sur des êtres doués encore d'une certaine résistance vitale. Mais que prouverait l'absence de l'écoulement du sang après l'ouverture de la veine d'un individu tombé en syncope? que prouveront l'application du feu et les incisions les plus cruelles, demeurant sans résultat, sur des épileptiques, des hystériques, des paralytiques, et généralement sur tous les êtres dans lesquels la sensibilité est suspendue? J'irai plus loin. Les maladies que je viens de citer ne sont pas seules à posséder le privilége d'étouffer les sensations : fréquemment on a vu des hommes en proie à une violente colère ou dominés par une tout autre vive excitation passionnelle, on a vu des guerriers, dans l'ardeur du combat, recevoir des coups affreux, être atteints des plus épouvantables blessures, et n'en avoir conscience, par conséquent n'en percevoir la douleur qu'au moment où le calme était rentré dans leur ame. Ajoutons enfin que tous ces moyens, dont le moindre tort est la cruauté, inoffensifs peut-être, quand on les emploie sur des hommes forts, deviendraient sans doute très-dangereux et probablement mortels, si l'on soumettait à leur action des malheureux que la mort aurait déjà commencé à réclamer. Ce serait, en quelque sorte, marcher sur les traces de ce médecin qui osait conseiller, dans les cas de mort douteuse, de pratiquer, au côté gauche de la poitrine, une large incision, à travers laquelle on irait, avec le doigt, reconnaître si le cœur battait encore.

Il me reste à étudier le mérite d'un dernier moyen qui exige une attention plus sérieuse, en ce qu'il a été regardé, par des hommes occupant dans la science un rang distingué, comme un procédé infaillible pour discerner la mort réelle de la mort apparente. Je veux parler du galvanisme. Si l'on prend le cadavre d'un homme mort depuis peu de temps, et que, après avoir dénudé un des muscles locomoteurs, on le soumette à l'action d'un courant galvanique, il arrivera le plus ordinairement qu'il se manifestera dans ce muscle des contractions très-sensibles (*), qui parfois pourront même s'irradier dans les muscles voisins ou consécutifs. La production de ce phénomène aura lieu d'une manière plus ou moins complète, selon l'espace du temps depuis lequel sera mort le sujet sur lequel on expérimente;

(*) Il n'est peut-être pas inutile de relever, en passant, une erreur dans laquelle sont tombés plusieurs écrivains plus littérateurs que savants. On trouve, dans quelques-uns de leurs écrits, le récit d'expériences galvaniques racontées avec les plus exorbitantes exagérations. Ici, c'est un cadavre qui se dresse sur son séant et promène, sur les assistants effrayés, des regards que semble animer une vie nouvelle; là, c'est un autre cadavre qui se met à exécuter des gestes et des signes que pourrait seule ordonner la raison ou du moins la volonté intime de l'être agissant; ailleurs, c'est un corps, déjà presque désorganisé par la putréfaction, qui abandonne, avec toute l'apparence de la spontanéité, le marbre glacé de la *Morgue :* il se lève debout, et marche d'un pas ferme, entraînant après lui les chaînes conductrices de l'appareil galvanique. Qu'y a-t-il de vrai dans ces récits? Rien, évidemment. Le moins compliqué des actes énumérés, la station debout, exige l'intervention d'un grand nombre de muscles disséminés dans toutes les parties du corps, et dont l'action doit être mathématique-

selon son âge, sa structure, le genre d'affection à laquelle il aura succombé ; selon la puissance de la pile voltaïque ; selon enfin que les fils conducteurs auront été placés dans le voisinage d'un nerf important. Le professeur Klein, de Mayence, est le premier qui, vers la fin du siècle dernier, ait tenté cette expérience. Nysten, qui s'est occupé longuement et avec un soin tout particulier du diagnostic de la mort, a perfectionné les procédés de Klein, et en a enregistré méthodiquement les résultats, si bien qu'on pourrait à bon droit l'en considérer comme l'inventeur. Après de nombreuses expérimentations faites tantôt sur des cadavres d'individus morts dans diverses conditions et sous l'influence de diverses maladies, tantôt sur les quatre grandes classes d'animaux à sang rouge, auxquels il donnait la mort de

ment pondérée, pour que la tête, le tronc et les membres se tiennent droits. A quelque point qu'on multipliât les piles galvaniques, avec quelque précision qu'on eût calculé leur action, il serait de toute impossibilité d'arriver à produire un pareil résultat. Que serait-ce donc si, au lieu de la station, il s'agissait de la marche? On a vu, d'un autre côté, que la contractilité musculaire ne persiste que quelques heures après la mort, et que, par conséquent, on ne saurait l'exciter sur un corps en putréfaction. Probablement, les auteurs auxquels je fais allusion savaient eux-mêmes qu'ils n'étaient pas dans le vrai, et ils n'ont ainsi parlé que pour frapper davantage l'esprit de leurs lecteurs par l'aspect de tableaux merveilleux. Je pense que ces licences littéraires sont condamnables. Puisqu'il n'est pas donné à tout le monde de connaître les secrets de la science, il vaut encore mieux rester dans une ignorance absolue que d'admettre, comme des vérités, des erreurs ou des mensonges.

plusieurs manières, il est arrivé à conclure que la contractilité musculaire, déterminée par un courant galvanique, ne prouve pas la persistance de la vie, puisqu'elle se manifeste encore plusieurs heures après la mort des suppliciés, mais que l'absence de cette contractilité est un indice indubitable de mort. M. le professeur Marc, de son côté, a entièrement adopté l'opinion émise par Nysten. Quoi qu'il en soit, et malgré la juste célébrité qui entoure ces noms recommandables, j'oserai m'élever contre ces jugements.

On peut diviser en deux genres la contractilité au moyen de laquelle se produisent les mouvements musculaires : l'une, pouvant être excitée par la volonté de l'individu, et qui, dans certaines conditions, se manifestera même contre sa volonté, si l'on met en jeu la sensibilité de la partie, tant que la vie de relation n'est pas éteinte ; l'autre, que l'on peut appeler contractilité fibrillaire, et que le fluide électrique pourra réveiller, à la condition que le corps conserve encore quelques restes de vie organique. En partant de ce double principe, MM. Marc et Nysten se sont crus autorisés à avancer que, toutes les fois que l'emploi de la pile galvanique sera impuissant à produire la contractilité fibrillaire dans un muscle, ce muscle nécessairement appartiendra à un cadavre, puisque la cessation de la vie organique suppose indispensablement la mort. Cette conséquence me paraît trop rigoureuse, et je ne puis l'admettre qu'en la formulant ainsi : « La cessation de la vie organique est un signe certain de mort, mais de mort circonscrite à la partie explorée. » Il n'est aucun muscle, si l'on en excepte le cœur et peut-être le diaphragme, dont la paralysie, dont la cessation d'action et de sensation entraine fatalement la mort instantanée de l'individu auquel il appartient. Il est facile de supposer que, par suite d'un concours de circonstances dont la réunion n'offrirait rien d'extraordinaire, l'innervation et la circulation soient entièrement abolies dans un membre. Cet état se prolongeant, il est hors de doute que ce membre marcherait vers une dissolution plus ou moins rapide, suivant les considérations accessoires énumérées plus haut. Il n'est pas moins certain que des expériences galvaniques tentées sur ce membre, huit ou dix heures après qu'il serait tombé dans cet état, ne seraient suivies d'aucun résultat, puisque alors la contractilité fibrillaire elle-même serait supprimée. Or, l'insuccès de ces expériences prouverait-il que le sujet *entier* serait mort? Non, sans doute, et on n'en devrait conclure que la mort *partielle* du membre expérimenté. On objectera qu'un tel état pathologique ne s'est jamais rencontré sur un homme frappé de léthargie ou de toute autre cause de mort apparente. D'abord, on ne peut en rien savoir ; puis, il suffit que la chose soit possible, pour qu'il y ait danger à considérer l'emploi du galvanisme comme un moyen infaillible de constater la réalité de la mort. En outre, je dirai que les gangrènes spontanées sont assez fréquentes chez les vieillards, pour que mon objection acquière une nouvelle valeur. J'ajouterai enfin que j'ai assisté à des expériences d'électro-puncture, tentées sur un membre abdominal atteint de paralysie complète ; ces expériences ont été faites avec soin, poussées avec énergie, et cependant on n'a pu réveiller dans le membre ni sensibilité, ni contractilité.

Je ne veux pas négliger non plus de faire valoir des considérations d'un ordre secondaire, il est vrai, mais qui devraient suffire à faire exclure le galvanisme du plus grand nombre des localités, quand même son infaillibilité serait incontestable. Je ne prétends point parler du sentiment de répulsion que pourrait faire naître, dans tous les esprits, la pensée de soumettre à une sorte de dissection partielle les restes d'un être chéri ou un individu peut-être encore vivant. De semblables craintes seraient puériles, et ne mériteraient aucune attention. Les susceptibilités d'une sensibilité exagérée devraient se taire, en présence de la haute importance du fait qui les aurait excitées ; et, d'ailleurs, il serait toujours facile d'exécuter les petites opérations nécessitées par l'emploi du galvanisme avec assez de délicatesse et de précaution pour que, dans toutes les éventualités possibles, il n'en résultât aucun inconvénient. Mais ces opérations présentent d'assez grandes difficultés, exigent des connaissances anatomiques assez étendues et une grande habitude de la part de l'opérateur. Or, la plupart des communes rurales possèdent à peine une sage-femme dont les études ont été circonscrites aux seules branches de l'art médical qui se rattachent directement à sa profession. Pratiqué par de telles mains, quel degré de confiance présenterait un moyen parfois peu concluant en lui-même, et que, de plus, la moindre négligence suffirait à faire échouer? Ce qu'il importe avant tout, c'est de s'arrêter à un signe qui, au mérite d'une certitude absolue, réunisse celui d'être appréciable pour tous les yeux. Il n'en est pas d'autre que la putréfaction commençante. Dans le chapitre suivant, je rechercherai la manière la plus convenable d'utiliser cette indication, c'est-à-dire d'attendre les commencements de la décomposition cadavérique, sans que ce spectacle horrible vienne exciter un invincible dégoût ou ajouter encore aux douloureuses angoisses des familles, et sans que les émanations pestilentielles qui se dégageraient des cadavres puissent exercer de funestes influences sur la santé de ceux qui les entoureraient.

CHAPITRE V.

CONCLUSIONS. — CAUSES DE LA FRÉQUENCE DES INHUMATIONS PRÉCIPITÉES. — PRÉCAUTIONS A PRENDRE POUR LES ÉVITER.

Des nombreuses observations consignées dans cet ouvrage on peut conclure que les cas d'inhumations précipitées sont malheureusement encore aujourd'hui trop fréquents. Que doit-on en accuser ? La négligence des familles d'abord, puis l'incurie des médecins chargés de la visite des morts, enfin l'insuffisance de nos réglements de police.

Pour se convaincre de la vérité de l'accusation portée ici contre beaucoup de familles, que chacun se rappelle ce que lui-même a eu cent fois peut-être sous les yeux. A peine pense-t-on qu'un être vient d'expirer, qu'on s'empresse de lui jeter sur la face ses draps et ses couvertures, sans réfléchir que ce fait suffit pour etouffer un malheureux dont la maladie a déjà en grande partie épuisé toutes les forces vitales. Bientôt après, on arrache de son lit le corps non encore refroidi, et, après l'avoir à peine enveloppé d'un suaire, on le dépose sur une paillasse, quelquefois même à terre; de sorte que, quand la saison est rigoureuse, le froid seul peut achever ce que la mort aurait laissé incomplet. Mais déjà, depuis longtemps, la famille s'est retirée, pour ménager sa sensibilité; on a fait prévenir le médecin ordinaire de ne plus se déranger, ou, si l'on a négligé cette précaution, celui-ci se dispense d'entrer, sous prétexte qu'il est *mal séant à un médecin de visiter un mort :* adage plus odieux encore que ridicule, et dont l'observation a laissé mourir bien des individus que des soins éclairés auraient peut-être rappelés à la vie. A partir de ce moment, le corps est confié à des mercenaires que l'habitude a rendus indifférents, et, jusqu'au moment de l'enterrement, aucun œil exercé ne vient plus constater la réalité de la mort. Je ne veux découvrir que la partie la moins hideuse du tableau; autrement, je montrerais des héritiers avides, antidatant un décès de plusieurs heures, pour se débarrasser bien vite et entrer plus tôt en jouissance. Je pourrais même citer des habitants de la campagne qui ne craignent pas d'aller demander à des pharmaciens un médicament pour *aider leur père à mourir :* malheureux qui ne semblent pas même se douter de l'énormité du crime qu'ils veulent commettre! Je pourrais enfin, parmi les coutumes particulières à certaines localités, retrouver les restes encore évidents d'une barbarie qui s'était conservée presque jusqu'à nos jours, et contre laquelle le progrès de la civilisation, les prescriptions de la loi et les enseignements mêmes du christianisme demeurèrent long-temps sans force. Il n'y a pas encore bien des années que, à Booz, commune appartenant actuellement au département de l'Ain, et dans la plupart des communes environnantes, existait un usage affreux, certainement emprunté à ceux de ces peuplades sauvages qui se faisaient un devoir filial d'étrangler leurs pères et leurs mères dès qu'ils voyaient leurs forces diminuer, afin de les affranchir des infirmités inséparables de la vieillesse. Dans les communes que je viens de citer, dès qu'un individu jeune ou vieux, en proie à une grave maladie, paraissait arrivé au terme de son existence; quand de sa poitrine oppressée commençait à s'exhaler ce souffle strident et douloureux, connu sous le nom de *râle*, et qui annonce l'approche de l'instant suprême, alors le chef de la famille s'avançait solennellement près du lit, et pressait fortement de son pouce la gorge du moribond, jusqu'à ce qu'il eût expiré, « afin de lui épargner les souffrances de l'agonie, et pour le faire mourir plus facilement (*). » Ce ne fut qu'à la Restauration que cette coutume commença à s'abolir, grâce à l'intervention de la justice, quoiqu'il soit toujours demeuré sans exemple que des voisins ou des assistants aient jamais dénoncé celui qui s'était rendu coupable d'une action aussi criminelle. Une personne très digne de foi, et qui, par position, doit être bien informée, m'a

(*) Cet acte était connu sous le nom de *puzzaliat*.

affirmé que, dans un village de la Bresse, que je dois m'abstenir de désigner autrement, cette coutume n'a point entièrement disparu ; seulement ceux qui s'y conforment encore prennent leurs précautions pour n'être pas découverts. Ainsi, ils se cachent afin de ne pas être poursuivis par la justice des hommes ; mais ils ne redoutent pas celle de Dieu ! Ils commettent un homicide froidement, avec réflexion, — quoique des calculs d'intérêt ne dirigent pas leur conduite, — et le remords ne les atteint pas, et leur conscience demeure calme ! Des malheureux qui poussent aussi loin l'aveuglement ne sont-ils pas autant à plaindre qu'à blâmer ?

J'ai dit que les médecins chargés de reconnaître les décès apportaient souvent une condamnable incurie dans l'exercice de leurs fonctions. Dans la plupart des villes de quelque importance, il existe des *médecins des morts :* non-seulement leurs fonctions consistent à constater la réalité de tous les décès, mais encore ils sont préposés par la justice, afin de signaler les morts violentes et les assassinats. Malheureusement, ils ne se préoccupent le plus souvent que de cette dernière partie de leur mission ; de sorte que, lorsqu'ils sont appelés à reconnaître un décès arrivé dans le sein d'une famille honorable et connue, ils se contentent de jeter un coup-d'œil sur le cadavre, et donnent immédiatement l'autorisation de le faire enterrer. En agissant ainsi, montrent-ils une coupable facilité ? Oui, sans doute ; et pourtant bien des raisons peuvent être invoquées pour leur excuse.

Lorsqu'un médecin est désigné par un tribunal pour examiner le corps d'un individu mort subitement dans un lieu public, la voix impérieuse de la loi et de la science fait taire alors celle de la pudeur et de la sensibilité : il ne s'agit plus là d'un examen superficiel, car aucune partie du corps ne doit échapper à l'œil investigateur du médecin. Eh bien! dans tous les cas, il devrait toujours en être de même. Mais comment ce médecin, arrivant au milieu d'une famille éplorée, oserait-il soumettre à une semblable investigation un corps tiède encore et tout baigné de larmes ? Ne doit-il pas craindre d'irriter cette douleur déjà si vive, dont il voit les traces autour de lui ? ne doit-il pas craindre qu'on l'accuse d'impudeur, de barbarie, de profanation ? Il sait qu'il va commettre une faute, et pourtant il la commet ; il jette les yeux à la hâte sur le corps, et se retire au plus vite. C'est qu'en effet cet usage, tout sage qu'il soit en principe, a dans son exécution quelque chose d'affreux pour les familles.

Nos réglements de police sont vicieux, ai-je dit encore. La loi ordonne qu'aucun corps ne soit enterré avant un délai de 24 heures, hors les cas d'absolue nécessité, c'est-à-dire dans les épidémies pestilentielles, les affections gangréneuses, et généralement dans toutes les maladies où l'invasion de la putréfaction suit presque immédiatement le moment de la mort. Ce délai de 24 heures, ainsi qu'on a pu le voir, sera insuffisant dans un grand nombre de circonstances ; cependant la loi devait adopter en cela une sorte de moyen terme, et, du moins, elle n'interdit pas aux familles le droit de conserver leurs morts pendant un plus long espace de temps. Mais il arrive trop souvent qu'on serait plutôt tenté d'abréger que d'éloigner ce terme. Les dispositions de la loi sont telles qu'il est facile de les éluder en partie, puisque les 24 heures de délai commencent à compter dès le moment que la famille a désigné comme ayant été celui du décès. Il est donc possible, en faisant une fausse déclaration, d'abréger singulièrement la durée de ce délai, et il est certain que cela est arrivé fréquemment. Pourquoi ce sentiment de répulsion et d'horreur, que la vue d'un être qui a cessé de vivre inspire même à ceux qui le chérissaient le plus pendant sa vie? Serait-ce que cet aspect entretient la douleur et augmente les regrets? serait-ce à cause d'une crainte instinctive des fâcheuses influences que peut exercer la présence d'un cadavre dans une maison habitée? Quoi qu'il en soit, il est bien peu de personnes, ou même il n'en est presque pas qui usent de la faculté, que la loi leur reconnaît, de reculer l'instant de l'inhumation; et c'est là le mal. L'habitude exerce sur les hommes un puissant empire. Chacun de nous voit ses concitoyens se hâter d'enterrer leurs morts, et il se croit autorisé à les imiter, sans réfléchir à la possibilité des fatales conséquences de sa précipitation.

Je ne dois point passer sous silence le régime relatif aux inhumations, adopté par la ville de Paris depuis plusieurs mois. Une ordonnance de police, insérée au numéro du *Moniteur* du 25 mai 1843, contient les dispositions suivantes : « Aucune inhumation ne peut avoir lieu sans autorisation de l'officier de l'état-civil, laquelle n'est donnée que vingt-quatre heures après le décès, et lorsque la mort a été constatée par le médecin d'arrondissement, chargé spécialement de ce service. Ce délai de vingt-quatre heures ne compte qu'à dater du moment de la déclaration de décès faite à la mairie. Dans l'intervalle compris entre l'heure de la déclaration et les jour et heure fixés pour l'inhumation, on doit se conformer strictement aux prescriptions suivantes : ne point déplacer le corps ; éviter de l'exposer à l'air froid, sur un sommier de paille ou de crin ; s'abstenir de couvrir ou envelopper le visage ; ne procéder à l'ensevelissement du corps et à sa mise en bière qu'avec l'autorisation du médecin des morts. »

Ces mesures sont fort sages, sans contredit, et constituent du moins une grande amélioration sur l'état de choses précédemment existant. Mais sont-elles suffisantes? Je ne le pense pas. Je crois avoir démontré que, dans un certain nombre de circonstances, l'œil du médecin le plus exercé a pu se laisser prendre à de trompeuses apparences de mort. Or, l'ordonnance que je viens de citer demeure impuissante contre ces erreurs, surtout en ne fixant qu'à vingt-quatre heures le délai qui doit précéder l'enterrement. Ajoutons encore que cette ordonnance, répondit-elle à toutes les exigences, n'est obligatoire que pour la seule ville de Paris. Combien d'autres villes demeurent donc soumises aux anciens usages!

combien de villes, de communes manquent de médecins des morts, et dans lesquelles, à moins de suspicion de meurtre ou d'empoisonnement, les cadavres ne sont vus que par ceux qui les entourent!

Je voudrais que ma faible voix pût être entendue de tous; je voudrais que la peinture que j'ai faite des tortures atroces qu'éprouve un homme qui revient à la vie dans son tombeau eût produit une impression assez profonde pour que désormais chaque famille continuât jusqu'au dernier moment, c'est-à-dire jusqu'à l'inhumation, à entourer ses morts des mêmes soins et des mêmes précautions que s'ils étaient vivants, et, de plus, qu'elle se crût dans l'obligation de les conserver jusqu'au moment où les premiers signes de la putréfaction rendraient le doute impossible. J'entends déjà bien des voix s'élever contre ce vœu que je forme, et dérouler une longue série de maladies putrides, que l'infection ferait naître. C'est là une erreur ou du moins une exagération qu'il importe de détruire.

M. Ollivier d'Angers, médecin légiste des plus recommandables, écrivait dernièrement qu'il avait assisté à plus de 200 exhumations de corps, dont quelques-uns étaient enterrés depuis quatre ou cinq mois, et que jamais il n'avait éprouvé aucun accident : il partait de là pour nier, dans le plus grand nombre des cas, l'action délétère des corps en putréfaction sur la santé en général. Cette opinion me paraît exagérée, et on pourrait citer un grand nombre de faits qui la démentiraient. On conçoit très-bien, en effet, qu'un cercueil dans lequel un cadavre s'est décomposé pendant plusieurs mois doive être rempli de gaz méphitiques condensés, dont quelques-uns même se seront combinés avec des molécules métalliques contenues dans le terrain environnant ; et lorsqu'on vient à ouvrir ces cercueils, les émanations qui se dégagent peuvent engendrer de graves accidents. Mais ceci n'arrivera jamais qu'à un degré fort avancé de putréfaction, et il suffira que les premiers symptômes se manifestent, pour qu'il soit permis de se croire assuré contre la possibilité d'une fatale méprise. En outre, le corps que l'on voudrait conserver jusqu'au moment où il commencerait à se corrompre pourrait être placé dans une pièce non habitée, dont on renouvellerait l'air fréquemment, et que l'on purifierait de temps en temps, au moyen de fumigations aromatiques, ou avec une petite quantité de chlorure de chaux. La chaleur de la température n'aurait d'ailleurs d'autre effet que de hâter le moment de la décomposition. La meilleure preuve à donner en faveur de l'innocuité des moyens que je propose peut se tirer de ce qui se passe dans les amphithéâtres de dissection. A Paris, par exemple, les pavillons de l'Ecole sont des pièces d'une capacité moyenne, dans lesquelles 48 ou 50 jeunes gens sont entassés chaque jour, pendant dix heures, autour de huit ou dix cadavres. J'ai vu conserver quelques-uns de ces cadavres pendant cinq ou six semaines ; on ne prenait aucune précaution, et cependant jamais il n'arrivait d'accident.

Si tous les hommes étaient pénétrés de ces vérités et voulaient suivre les indications que je viens de donner, c'est-à-dire ne faire enterrer leurs morts qu'après l'apparition des premiers signes de la putréfaction, le mal que je signale serait-il coupé dans sa racine? Non, malheureusement; car combien de familles infortunées n'ont à leur disposition qu'une misérable mansarde, qu'il faudrait bien alors réserver pour les vivants! Lorsque j'ai avancé, plus haut, que les craintes que les vivants pourraient concevoir au sujet d'un séjour prolongé près d'un mort étaient exagérées, je n'ai pas prétendu dire qu'elles fussent entièrement sans valeur. Et quand même elles seraient entièrement sans valeur, ne doit-on tenir aucun compte du sentiment humain, autant et quelquefois plus développé chez les pauvres que chez les riches? Cette malheureuse famille n'a qu'une chambre pour toute habitation. Eh bien! oserez-vous contraindre un époux désolé, une mère au désespoir, de contempler, pendant trois ou quatre longs jours, les restes défigurés de sa femme, de son enfant? Les cœurs les plus froids se révolteraient en face de si barbares exigences. En outre, combien d'infortunés vivent isolés, et meurent sans qu'une main amie soit là pour leur fermer les yeux! Ceux-là demeureraient donc encore exposés à ce terrible sort.

Les gouvernements et les villes possèdent seuls le moyen d'y apporter un remède infaillible, et dont l'Allemagne nous a donné l'exemple (*). Mayence est

(*) C'est dans un ouvrage de Thierry, écrit en 1785, que l'on trouve émise pour la première fois en France l'idée

la première grande ville qui ait possédé une maison mortuaire; elle l'a fondée il y a environ 50 ans. Peu d'années après, toutes les villes allemandes de quelque importance en firent construire, et aujourd'hui il n'est pas un village de 1,500 ames qui n'ait suivi ces traces. Les premières de ces maisons mortuaires qui ont été établies consistent en un bâtiment parfaitement aéré au moyen de ventilateurs, et situé près de chaque cimetière. Une demeure y est réservée pour un concierge; dans l'intérieur sont des tables de pierre, au-dessus de chacune desquelles pendent deux cordons terminés par un anneau, qu'il suffit de toucher légèrement pour faire sonner une cloche d'un assez gros volume. Dès qu'un individu est mort, la famille le conserve pendant tout le temps qu'elle le désire; puis, lorsque le moment de l'inhumation est arrivé, on le dépose dans une bière découverte et garnie intérieurement de laine, de coton ou de paille. On recouvre le corps, jusqu'aux épaules, d'une quantité suffisante de couvertures, et on étend sur le visage un drap assez léger pour ne point intercepter l'air. Alors on remplit toutes les cérémonies ordinaires; seulement, au lieu d'enterrer le cercueil, on le dépose sur une des tables de pierre; on enlève le drap, on dégage les mains, on passe un doigt de chacune d'elles dans un des anneaux

des maisons mortuaires. Sept ans après, le comte de Berchtold la proposa sans succès à l'Assemblée Nationale. Mais l'idée première appartient au professeur Hufeland, qui l'avait émise en 1762, et qui, peu de temps après, fit construire une maison-modèle à Weimar.

correspondant à la cloche de secours, et le cadavre reste dans cet état jusqu'à une putréfaction très-évidente. Des médecins sont attachés à cet établissement ; ils font deux visites générales chaque jour, et on n'enterre définitivement un cercueil que sur une autorisation signée de l'un d'eux. Il est bien entendu que ces maisons ne sont point ouvertes, et que les familles mêmes n'y peuvent entrer que munies d'une permission. Un gardien y veille nuit et jour, et dès que la cloche résonne, il s'empresse de faire prévenir le médecin, qui accourt aussitôt.

Il est naturel de croire que, depuis la fondation des premières maisons mortuaires, de nombreux perfectionnements ont été introduits dans la construction et la distribution de celles qui se sont élevées consécutivement. J'en reparlerai un peu plus loin.

Il est reconnu par la plupart des physiologistes que le meilleur moyen de constater la réalité de la mort, et le seul qui soit absolument dépourvu d'inconvénients, consiste à attendre la manifestation des premiers phénomènes de la putréfaction. D'après cela, n'a-t-on pas droit de s'étonner qu'en France, à une époque où tous les esprits semblent préoccupés de progrès sociaux, d'améliorations humanitaires, personne n'ait encore songé à envisager le côté pratique, et par conséquent utile et moral, de ce fait admis par la science? Encore, si l'idée de fonder des maisons mortuaires était entièrement nouvelle, on concevrait qu'on eût reculé devant la nécessité de l'expérimenter, en raison de cette défiance assez naturelle qu'excitent les plus belles théories, qui souvent échouent au moment où on essaie de les réaliser. Mais de semblables appréhensions seraient ici hors de propos. Depuis cinquante années, Dresde, Berlin, Vienne, Francfort, etc., ont des maisons mortuaires, dont elles ont reconnu les importants avantages; et, tandis qu'un empire, que des royaumes, que l'Allemagne entière ont adopté ces fondations par acclamation pour ainsi dire, la France hésite encore, ou plutôt elle ne songe même pas à les imiter! Pourtant, on ne saurait croire combien de malheurs a déjà prévenus cette sage institution. Un pharmacien de Berlin me disait dernièrement que, dans cette ville, pendant un intervalle de deux ans et demi, DIX personnes réputées mortes avaient été rappelées à la vie. Je citerai un de ces faits, qui a été accompagné de circonstances assez extraordinaires pour mériter de trouver place ici.

La nuit était assez avancée : tout-à-coup la cloche s'agite avec violence; le gardien, qui n'était entré en fonctions que depuis quelques jours, s'élance en tressaillant, et, au moment où il ouvre la porte de sa chambre, il voit se dresser devant lui un grand fantôme blanc. C'était un jeune militaire, apporté depuis 36 heures, qui était si bien revenu à la vie, que non-seulement il avait quitté son cercueil, mais encore que, dans son impatience, il avait ouvert la première des deux portes qui donnaient accès dans la chambre du gardien. Le militaire, cinq jours après, avait pu rejoindre son régiment; mais le malheureux gardien avait été frappé de mort subite.

Arracher quelques infortunés au malheur épouvantable d'être enterrés vifs est sans contredit une pensée bien digne d'intéresser les philanthropes ; et, lors même que, sur mille, sur cent mille corps exposés, un seul reviendrait à la vie, ne serait-ce pas déjà un dédommagement plus que suffisant des sacrifices qu'aurait coûtés l'établissement d'une maison mortuaire ? Ajoutons encore que ce ne serait pas là le seul bienfait qui en résulterait. Parmi tous les homicides qui se commettent, s'il en est quelques-uns que la justice est forcée de laisser impunis parce qu'elle en ignore les auteurs, il en est un bien plus grand nombre qui ne sont jamais portés à sa connaissance : ceux-là sont accomplis dans l'intérieur même des familles, et les coupables ont raison de se croire d'autant mieux assurés d'échapper aux tribunaux, qu'ils ont toujours été entourés d'une réputation sans tache, qu'ils ont commis leur forfait avec adresse et mystère, et que, même dans les villes où les décès sont constatés par un médecin, ils savent que cette visite n'est guère qu'une formalité. C'est que, en effet, à Paris même, où ces constatations de décès sont faites avec le plus de soin, les cadavres ne sont examinés qu'une seule fois, et, dans les maisons riches, avec une retenue, une pudeur qui rendraient facile de dissimuler les traces d'un empoisonnement, d'une mort occasionnée par une violente compression de la poitrine, ou par une lésion faite à un viscère important au moyen d'une arme excessivement ténue. Que si, au contraire, ces criminels connaissaient d'avance que le cadavre de leur victime sera déposé pour long-temps dans une cellule mortuaire, et que là, un médecin qu'aucune considération d'entourage n'arrêtera, viendra chaque jour porter sur toutes les parties du corps un regard investigateur, ils comprendraient qu'un crime, quelque habilement exécuté qu'il fût, ne pourrait guère échapper à une telle série d'examens ; ils comprendraient que, au premier éveil, la justice ne manquerait pas d'intervenir, et cette considération, du moins, servirait fréquemment à les arrêter. Citerai-je, à l'appui de ce que j'avance, par quel hasard providentiel quelques-uns de ces crimes furent dévoilés? Rappellerai-je l'histoire bien connue de ce fossoyeur découvrant, dans la paroi d'un crâne blanchi par la tombe, un clou aigu qui avait dû causer une mort instantanée? Naguère, un ecclésiastique me disait que, appelé par son ministère près des mourants et des morts, souvent il avait cru reconnaître, chez des enfants d'indigents, des signes de mort violente. Une fois, entre autres, il était là au moment où l'on déposait dans la bière le corps d'un petit enfant ; le suaire s'entr'ouvrit, et, sur les côtés de la poitrine, il reconnut en frémissant des marques bleuâtres, que des doigts homicides avaient pu seuls y imprimer.

Si tous les corps devaient être exposés pendant plusieurs jours, il est évident que des crimes si révoltants n'arriveraient pas, seraient moins fréquents, ou au moins ne resteraient pas impunis.

Je ne veux point passer sous silence une dernière observation, dont il ne m'est pas possible d'apprécier la valeur, mais qui me semble *à priori* ne devoir pas être négligée. Les médecins des maisons mortuaires, en inspectant attentivement les cadavres, reconnaîtraient avec facilité les cas où la mort aurait été causée par une lésion extérieure, par strangulation, par asphyxie, etc. ; mais la question des empoisonnements demeurerait toujours obscure sous ce rapport. Or, ne conviendrait-il pas de rechercher si l'ingestion d'une substance toxique, après avoir causé la mort, ne produit pas quelques phénomènes particuliers dans l'aspect cadavérique, et si la production de la décomposition putride ne peut pas en être accélérée, ralentie ou modifiée dans ses symptômes? Ne pourrait-on pas aussi étudier, sur des animaux tués par les principaux poisons minéraux, les signes différentiels que présenterait l'extérieur de leurs cadavres? Ces signes, je le sais, seraient toujours peu concluants en eux-mêmes ; mais il suffirait qu'ils éveillassent le soupçon, et l'analyse chimique serait là pour les juger en dernier ressort. Cette hypothèse peut paraître ambitieuse jusqu'à l'impossible ; soit! Cependant, il y a quelques années, on en eût dit autant des expériences si délicates, si merveilleuses et pourtant si positives de M. Magendie. Au surplus, j'abandonne cette idée aux physiologistes expérimentateurs, sans chercher à la faire prévaloir, ni même à la défendre.

CHAPITRE VI.

MAISONS MORTUAIRES. — PROJETS D'ÉTABLISSEMENT D'UNE DE CES MAISONS POUR UNE VILLE DE DOUZE MILLE HABITANTS.

J'ai dit, un peu plus haut, que, depuis qu'une première maison mortuaire a été fondée à Mayence, de nombreux perfectionnements ont été introduits dans la construction et la distribution de celles qui se sont élevées consécutivement. Il m'a été possible de faire l'examen comparatif des plans et des dispositions intérieures de plusieurs de ces maisons ; je crois devoir consigner ici la description détaillée de celle qui me semblerait réunir toutes les conditions les plus favorables. Je ne pense pas qu'il en existe encore de pareilles, vu que les dispositions que je vais grouper ont été empruntées partiellement à quelques-uns des plans qui m'ont été communiqués.

Un édifice ayant la forme d'un parallélogramme, terminé en terrasse et offrant un aspect imposant, presque tumulaire, serait construit dans le voisinage du cimetière, ou mieux dans l'intérieur du cimetière même, si la chose était possible. La largeur intérieure serait de 8 ou 9 mètres, sur une longueur variable selon l'importance de la localité que l'établissement devrait desservir. L'édifice serait partagé, selon sa longueur, par deux murailles minces, qui le convertiraient en trois longues galeries ayant chacune environ trois mètres de large. Les deux galeries longeant les murs extérieurs seraient divisées en cellules de trois mètres sur deux. Chacune de ces cellules s'ouvrirait sur la galerie moyenne, et serait close d'une large porte à châssis vitré. Le sol embrassé par tout l'édifice serait carrelé et disposé de telle sorte que, horizontal et un peu surélevé dans la galerie moyenne, à partir de la porte de chaque cellule jusqu'au mur extérieur, il irait en suivant une pente légère. Examinons l'intérieur des cellules, dont chacune ne renfermera qu'un seul cadavre. Elles ne recevront de jour que par leur partie supérieure, au moyen de châssis à ressort, qui pourront être ouverts totalement ou seulement en partie, de manière qu'il soit facile de ne laisser entrer dans la pièce que la quantité d'air nécessaire pour le renouveler, ou pour qu'on puisse permettre aux gaz putrides de s'échapper en un instant. Au milieu de la cellule sera un lit en fer, à roulettes, garni d'un sommier de paille ou de feuilles de maïs, d'un matelas et d'un traversin en crin, de draps et de couvertures (*). Sous le drap qui recouvrira le matelas, on disposera une pièce de toile ou de taffetas ciré, ou de toute autre étoffe imperméable, afin d'éviter que le matelas ne soit souillé par les excrétions du corps ou par les liquides provenant de la décomposition cadavérique. Le lit sera fait de telle sorte que son plan longitudinal forme avec l'horizon un angle de sept à huit degrés. Cette disposition aura pour avantages, d'abord de maintenir le corps dans la position la plus convenable pour que le sang n'afflue pas vers la poitrine et la tête, et ensuite de permettre aux liquides naturels de s'écouler par le pied du lit, au lieu de stagner sous le corps. Dans la partie la plus déclive de chaque cellule, le mur sera percé d'une ouverture pour conduire à l'extérieur les eaux de lavage, que l'on y répandra abondamment toutes les fois que des liquides putrides ou des déjections seront tombés sur le sol.

Un calorifère entretiendra dans tout l'édifice une température qui ne sera jamais inférieure à 10 degrés centigrades, et qui pourra être plus élevée sans inconvénient. Dans plusieurs maisons mortuaires de

(*) Le plus grand nombre des matelas, draps et couvertures devrait appartenir à l'établissement, afin que les pauvres comme les riches fussent soignés de la même manière, car toutes distinctions sociales doivent s'arrêter à la porte de la maison mortuaire, de même qu'elles s'effacent devant la mort. Toutefois, il serait loisible aux familles d'envoyer d'avance de quoi garnir le lit où devrait être déposé le corps qui leur appartiendrait.

l'Allemagne, on n'a établi ni poêles, ni calorifères, et, dans l'été, on s'efforce, au moyen de mélanges réfrigérants, d'en abaisser le plus possible la température. Je désapprouve complètement cet usage, qui n'aurait de valeur qu'autant qu'il importerait de retarder les progrès de la putréfaction. Il n'en est point ainsi ; je trouve même qu'il n'est point inutile de favoriser l'apparition prochaine de ce signe infaillible de la mort. En outre, comme les maisons mortuaires sont construites non pour les défunts, mais bien pour ceux qui n'auraient que l'apparence de la mort, il ne serait pas sans danger d'exposer ceux-ci à la funeste influence du froid.

Il faut prévoir nécessairement le cas où quelqu'un des individus exposés reviendrait à la vie, et avoir sous la main tous les moyens de le secourir promptement. A l'extrémité de l'édifice serait une salle dite de la *Résurrection*. Cette salle serait pourvue d'un lit, d'une baignoire, d'une petite pharmacie, composée des médicaments le plus généralement employés, enfin de tous les objets et instruments qui sont à l'usage habituel des malades.

La galerie moyenne pourrait prendre le nom de salle de surveillance. Les gardes s'y tiendraient alternativement nuit et jour, et les vitres, dont toutes les portes seraient garnies, permettraient à leurs regards de plonger jusqu'au fond des cellules qui seraient éclairées chaque soir. Il serait imprudent de se fier d'une manière trop absolue à la bonne foi de ces gardiens, dont la surveillance ne manquerait guère de se ralentir, pour peu qu'ils restassent quelque temps sans être témoins de *résurrections*. Le moyen de parer à cet inconvénient a été trouvé. Les salles de surveillance, en Allemagne, contiennent des horloges dont le mécanisme ingénieux permet de s'assurer à chaque instant si les gardiens font exactement leur service et ne se sont pas endormis pendant la nuit. Ces horloges sont construites de telle sorte qu'elles ne marcheraient que quelques minutes, si le veilleur n'allait de temps en temps entretenir les oscillations du pendule. Il est inutile d'ajouter qu'une glace épaisse garde les aiguilles des courses précipitées que leur ferait faire le doigt du surveillant qui se trouverait en défaut. Il serait bon, en outre, d'accorder une récompense exceptionnelle à tout gardien pendant le service duquel un des corps reviendrait à la vie. On aurait tort de compter exclusivement sur les récompenses décernées par les familles , dont la reconnaissance pourrait fort bien se trouver paralysée , soit par la pauvreté , soit par d'autres motifs moins avouables. Il est vrai que ce gardien pourrait, à coup sûr, compter sur la gratitude du ressuscité, à moins que celui-ci ne fût dans un dénuement absolu.

Il me semble que trois gardiens tout au plus , qui se relèveraient de quatre en quatre heures, suffiraient au service de chaque maison mortuaire ; et , pour diminuer les frais de leur solde, ils pourraient à cette place joindre les fonctions de fossoyeur. Il serait indispensable que l'un des deux qui ne seraient pas de garde couchât dans une pièce attenante à l'établissement : plus bas j'en dirai la raison.

L'établissement serait placé sous la direction supérieure d'un médecin, qui viendrait, deux fois par jour, passer la visite des corps, et constaterait par écrit l'apparition des premiers signes de la putréfaction. Il serait, en outre, requis pour donner les premiers soins à ceux qui reviendraient à la vie.

Quand un individu serait mort, la famille aurait le droit de le conserver aussi long-temps qu'elle le désirerait : elle pourrait même se dispenser de le faire entrer à la maison mortuaire (*), mais *jamais* elle ne ferait procéder à l'enterrement sans être munie d'un certificat délivré par le médecin de la maison mortuaire, constatant l'invasion de la putréfaction. Dans ce cas même, les familles ne seraient pas exemptes du droit de *dépôt*, dont un peu plus loin je fixerai les bases. Lorsque, au contraire, la famille ne voudrait pas conserver le corps, on le déposerait pour quelques instants dans une bière garnie de laine, de coton, de mousse, ou simplement de foin,

(*) Dans les premiers temps de la fondation de ces maisons, je ne doute pas que le plus grand nombre de familles aisées n'usât de cette latitude. Tant il est vrai qu'une innovation, quel que soit son mérite, est admise d'autant plus difficilement qu'elle froisse davantage les usages reçus! Mais bientôt la valeur de l'institution serait appréciée ; on comprendrait que nulle part la surveillance ne saurait être plus active et plus efficace que dans les maisons mortuaires ; on reconnaîtrait combien il serait pénible de conserver, pendant plusieurs jours, un cadavre dans une habitation particulière. En un mot, pour que cet usage s'établît généralement dans une ville, il suffirait qu'un cas de mort apparente fût constaté dans une maison mortuaire; il suffirait peut-être qu'une famille influente donnât l'exemple d'y faire déposer un corps.

et recouverte jusqu'aux épaules seulement de chaudes couvertures ; le visage ne serait caché que par un linge léger. On accomplirait alors toutes les cérémonies religieuses du rite du défunt, et le cercueil, au lieu d'être descendu dans la fosse, serait introduit dans la maison mortuaire ; le corps, tiré du cercueil que l'on mettrait en réserve, serait placé dans le lit d'une des cellules. Les bras, convenablement enveloppés, seraient extraits des couvertures, et chaque doigt introduit dans un anneau. De chacun de ces anneaux partirait un fil qui irait se réunir aux autres, pour former un cordon aboutissant à une cloche d'alarme, disposée dans la salle de surveillance et que la plus légère traction suffirait à faire tinter. Les bras et les mains ne devraient pas reposer sur la poitrine ou l'abdomen, mais bien sur une planchette qui s'appuierait sur deux montants fixés aux côtés du lit. Voici la raison de cette mesure. Il arrive souvent que des cadavres sont infiltrés de liquides ou ballonés par des gaz. Parfois, ces liquides ou ces gaz trouvent une issue, et alors la poitrine et l'abdomen s'affaissent. Si les mains reposaient sur le corps, elles suivraient son affaissement, et, par conséquent, feraient tinter la cloche d'alarme. Or, on comprend combien ces fausses alertes entraîneraient d'inconvénients pour les surveillants. Le moindre mal qu'il pût en résulter serait de faire faiblir leur vigilance. — Si, au bout d'un temps plus ou moins long, le corps donnait des signes de vie, pendant la nuit, par exemple, le gardien, averti par le son de la cloche, commencerait par le transporter dans un lit bien chauffé de la salle de la *Résurrection ;* en même temps, il réveillerait son camarade, et l'enverrait à la recherche du médecin. Dans l'intervalle, il se bornerait à administrer au malade quelques gouttes de tisane ou de potion inoffensive, et le médecin, à son arrivée, complèterait l'œuvre. — Si, au contraire, le corps était un cadavre, dès que la putréfaction commencerait à se manifester, le médecin donnerait l'ordre de le faire enterrer, et la famille, prévenue à temps, pourrait assister à l'ensevelissement et à l'inhumation, qui, du reste, s'accompliraient sans pompe ni cérémonies. Il est inutile de dire que les maisons mortuaires seraient toujours religieusement closes, et que les parents seuls seraient admis à volonté dans celle des cellules qui contiendrait un membre de leur famille.

Bien des réformes sages ont été proposées, qui ont échoué, parce que leur réalisation eût entraîné des dépenses devant lesquelles on a cru devoir reculer. La fondation des maisons mortuaires ne saurait éviter cet obstacle. Celle que je viens de décrire laisserait peu de choses à désirer sous le rapport de son organisation, mais son établissement serait fort coûteux. Indépendamment des frais de construction de l'édifice, du prix d'achat et d'entretien du mobilier, il faudrait payer les surveillants, le médecin, etc. Voici de quelle manière il serait possible de subvenir à ces dépenses. Il me paraît certain que, dans une localité de quelque importance, un projet d'établissement de maison mortuaire rencontrerait de nombreuses adhésions (*), qui pourraient facilement se traduire en souscriptions volontaires.

La population ayant pris l'initiative, et l'élan étant une fois donné, la municipalité ne pourrait guère se refuser à s'imposer un sacrifice, et refuserait moins encore de fournir, à titre d'avance, des fonds suffisants pour compléter la somme nécessaire à la fondation de l'établissement, à l'achat du matériel et à l'entretien de son personnel pendant une année. Les choses étant en cet état, il conviendrait de s'arranger de telle sorte que les droits, payés aux maisons mortuaires par la succession de chaque mort, non-seulement couvrissent les frais d'entretien, mais encore les dépassassent, afin que l'excédant pût concourir chaque année à l'amortissement de la somme avancée par la ville. Il faudrait relever les tables de mortalité de la ville pendant dix ans, par exemple; rechercher, sur les livres des paroisses, quel a été,

(*) J'ai déjà publié dans un journal une série de feuilletons dans lesquels je traitais, avec moins d'étendue, le sujet qui fait la matière de cet ouvrage. Je puis affirmer que de toutes parts j'ai recueilli les plus vives approbations. On m'a même exprimé le désir de me voir développer mon sujet du point de vue pratique, et j'ai plusieurs raisons d'espérer qu'une ville du département de Saône-et-Loire fondera bientôt peut-être une maison mortuaire au moyen de souscriptions volontaires. J'aurai la satisfaction d'avoir été l'incitateur de cette fondation essentiellement philanthropique. En parlant ainsi, je ne dois pas craindre qu'on m'accuse de vanité, puisque les approbations que j'ai recueillies s'adressaient à l'idée que j'avais mise en avant, — idée qui n'est pas la mienne, mais bien celle de Hufeland, — et non pas à la manière dont je l'avais soutenue.

pendant ces dix années, le nombre des enterrements payants, et prendre la moyenne de ces enterrements, pour savoir approximativement sur quelles recettes la maison mortuaire pourrait compter annuellement, afin de tarifer le droit mortuaire proportionnellement à la classe à laquelle chaque enterrement appartiendrait (*). Ainsi, supposons que toutes les paroisses d'une ville aient des enterrements de quatre classes dont la dernière seulement serait gratuite ; on devrait rechercher combien, pendant dix ans, il y aurait eu d'enterrements de 1.re, de 2.e, de 3.e classe, et établir en principe que la famille d'un mort serait tenue de payer à la maison mortuaire un droit de garde qui serait égal au 10.e, au 9.e ou au 8.e du prix de la classe qui aurait été adoptée pour l'enterrement. On saurait d'avance à quel chiffre monterait l'entretien de la maison mortuaire, plus l'intérêt légal de la somme empruntée pour la fonder. Il faudrait donc que le total des sommes à percevoir dépassât celui des sommes à payer annuellement, de telle sorte que l'excédant pût, en dix ou vingt années, plus ou moins, acquitter entièrement l'emprunt contracté. Pendant ces dix ou vingt années, le droit mortuaire serait plus fort ; mais, à l'extinction de la dette, on le réduirait au plus bas chiffre possible. Sans vouloir entrer ici dans des calculs qui offri-

(*) On sait que, dans les moindres paroisses, il se fait des enterrements de plusieurs classes ; que la première est celle dans laquelle on déploie un plus grand luxe de cérémonies religieuses, et qu'elle coûte nécessairement plus cher que les autres.

raient trop peu d'intérêt au lecteur, je puis certifier que, en fixant, avec la plus grande retenue, les sommes que produiraient, dans une ville, les souscriptions volontaires, pour fonder une maison mortuaire d'après le modèle que j'ai décrit plus haut, il suffirait d'imposer la famille au 8.e du taux payé à l'église pour l'enterrement, et, en moins de vingt ans, l'emprunt contracté serait acquitté. A cette époque, le droit des morts pourrait être ramené au-dessous du 10.e, somme, après tout, fort peu onéreuse.

Quelle étendue devrait avoir une maison mortuaire dans une localité donnée? Je vais consigner ici le résultat des recherches que j'ai faites pour la ville de Mâcon, dont la population dépasse constamment 12,000 ames.

Si l'on se souvient que j'ai démontré l'importance d'entretenir dans les maisons mortuaires une température qui ne soit jamais moindre que dix degrés centigrades, on trouvera qu'en assignant huit jours pour l'invasion de la putréfaction, on aurait un délai plus que suffisant. Il s'agit donc de rechercher combien, dans les circonstances les plus défavorables, il peut arriver de décès pendant un intervalle de huit jours.

Table de la mortalité de la ville de Mâcon (*).

1. Année	1834.	348 décès.
2. —	1835.	390
3. —	1836.	422
4. —	1837.	334
5. —	1838.	411
6. —	1839.	440
7. —	1840 (**)	462
8. —	1841 (***)	482
9. —	1842.	395
10. —	1843.	397
		4081

Je n'ai pas dû m'arrêter au chiffre moyen qu'un calcul facile m'eût donné pour la mortalité, pendant un intervalle de huit jours; j'ai dû, au contraire, rechercher quel était celui des 480 quarts de mois,

(*) Comme, pour faire convenablement une semblable recherche, il n'y aurait aucun inconvénient à exagérer les chiffres, et que, au contraire, il y en aurait un énorme à les diminuer, j'ai compris au total les décès d'individus morts au service militaire ou en voyage, de tous ceux, en un mot, qui avaient dans cette ville leur domicile légal.

(**) Année de l'inondation.

(***) Cette année, qui suivit celle de l'inondation, a été la plus féconde en décès ; ce qui peut s'expliquer parfaitement par les funestes influences que dûrent exercer, sur beaucoup d'habitants, l'humidité extrême qui persista dans les maisons long-temps après le retrait des eaux.

dont ces dix ans se composent, pendant lequel la mortalité a été la plus grande. J'ai donc été contraint de recueillir jour par jour le nombre des décès, et voici ce que j'ai trouvé :

Du 1.er au 8 mars	1837. . .	18 décès.
Du 15 au 22 août	1839. . .	16 —
Du 15 au 22 août	1841. . .	16 —
Du 8 au 15 octobre	1841. . .	15 —

En choisissant le plus élevé de ces chiffres de décès, celui du 1.er au 8 mars 1837, c'est-à-dire 18, en le portant même à 20, et en construisant une maison mortuaire qui contiendrait un nombre égal de cellules, on serait à-peu-près certain d'être en mesure d'accueillir tous les corps, dans toutes les éventualités les plus favorables à la mortalité. Une maison mortuaire contenant 20 cellules de 3 mètres sur 2, une galerie de surveillance de 3 mètres de largeur et desservant toutes les cellules, une salle de la résurrection s'ouvrant dans la galerie, ayant 5 mètres en tous sens, et deux chambres de 2 mètres 50 sur 4, destinées soit à recevoir les surveillants qui ne seraient pas de garde, soit à tous autres usages, offrirait, mesurée extérieurement, les dimensions suivantes : longueur, 26 mètres ; largeur, 10 mètres 50. Sans qu'il soit besoin que j'entre ici dans le détail des frais de construction, frais qui varieraient nécessairement selon les localités et selon les matériaux employés, il est cependant facile de concevoir qu'une semblable fondation ne serait au-dessus des ressources d'aucune ville.

Je prévois une objection. Le plus grand nombre des communes rurales de France peuvent à peine suffire à leurs besoins. Comment celles qui ne possèdent ni église, ni école primaire, faute de ressources, pourraient-elles songer à subvenir aux dépenses d'une maison mortuaire? Il ne m'appartient pas de décider qui mérite la préférence, d'établissements consacrés au culte ou à l'éducation de l'enfance, ou de ceux destinés à conserver l'existence à des êtres voués à la mort par une sorte de fatalité. Je pense seulement que j'aurai momentanément résolu la question en faveur des maisons mortuaires, si je démontre la possibilité d'en établir partout, sans sacrifices bien sensibles. Encore qu'il fût préférable que des fondations de ce genre fussent universellement créées d'après le plan que j'ai donné plus haut, il suffit aux exigences de l'humanité, de la morale, que le but soit atteint.

Voici donc un nouveau plan que je puis appeler économique. Une petite maisonnette, construite dans le cimetière communal, ou, mieux encore, une simple chambre attenant au logement du fossoyeur; dans cette chambre, des tréteaux de bois, sur lesquels on déposera le cercueil, que les parents auront eu soin de garnir de paille ou de foin, et de recouvrir de couvertures qu'on leur rendrait au moment de l'inhumation. On ne pourrait désintéresser des gardiens qui veilleraient sans cesse; mais il suffirait que la maison fût surmontée d'une cloche sonore, parfaitement équilibrée, de sorte qu'un faible effort pût la mettre en branle. De cette cloche partiraient des cordons qui, en traversant le toit, iraient s'attacher aux mains de chaque corps. Ainsi, le village entier ferait l'office de gardien. Chaque jour, enfin, le médecin cantonnal, ou, à son défaut, celui de la commune, viendrait constater l'apparition de la putréfaction. Il n'est pas un médecin qui osât se refuser à remplir gratuitement ces fonctions. Que coûterait une telle maison mortuaire, qui pourtant remplirait assez bien le but proposé? Il est inutile d'ajouter que, entre ce dernier plan et celui que j'ai décrit ci-dessus, il est une multitude de degrés intermédiaires que chaque localité pourrait adopter, suivant les ressources dont elle disposerait.

Depuis quelques années, — et je n'ai point été le seul à le remarquer, — dans nos tribunes comme dans la presse, on proclame les plus belles théories philanthropiques; on constate, avec une évidente satisfaction, que les divisions internationales tendent chaque jour à s'effacer davantage, que les lignes frontières deviennent de plus en plus ténues, que les peuples se sont engagés dans une voie qui doit les conduire à une fusion intime d'intérêts, de mœurs, de progrès moraux. S'il en est ainsi, pourquoi une nation n'emprunterait-elle pas d'une autre un grand perfectionnement humanitaire, lorsque si fréquemment elle ne balance pas à le faire dans des choses relativement secondaires, dans les découvertes scientifiques et industrielles? C'est surtout quand il s'agit d'intérêts d'un ordre aussi élevé, que tous les peuples sont solidaires; et celui qui songe à y satisfaire le premier n'a sur ses imitateurs d'autre avantage que d'avoir été le premier à en recueillir les bienfaits. L'Allemagne, depuis long-temps, a pris l'initiative de ces fondations mortuaires, et, pour que cet usage soit devenu universel dans un grand empire, il faut bien que chaque année d'expérience en ait fait reconnaître l'utilité, la nécessité indispensable. L'Angleterre elle-même a fait un premier pas vers ce but, puisque, au rapport de Ch. Dickens, dans plusieurs comtés, on doit conserver les morts trois jours sans les enterrer. Il est hors de doute que les cas d'inhumation précipitée sont encore assez fréquents pour qu'il importe de s'occuper sérieusement de les prévenir. Connaître un mal si grand, que personne ne peut nier, avoir dans ses mains les moyens d'y remédier, et négliger de les mettre en pratique, c'est une faute, c'est un crime. N'est-il pas assez d'autres maux contre lesquels nous sommes impuissants? Faut-il en agrandir encore le domaine par notre coupable indifférence?

Pour moi, j'aurai fait tout ce qui était en mon pouvoir. Rien, sans doute, ne m'autorise à penser que ma voix puisse avoir un grand retentissement; mais, du moins, je n'aurai pas perdu mes efforts, si j'ai fait apprécier mes intentions et partager ma conviction à quelques-uns de mes lecteurs.

FIN.

TABLE DES MATIÈRES.

CHAPITRE IV.

CHAPITRE V.

CHAPITRE VI.

FIN DE LA TABLE.

www.ingramcontent.com/pod-product-compliance
Ingram Content Group UK Ltd.
Pitfield, Milton Keynes, MK11 3LW, UK
UKHW022024170726
13837UKWH00001B/388